常见病针灸临床丛书

便秘与排便障碍

总主编◎张建斌

主 编◎邹洋洋 徐修竹

中国健康传媒集团

中国医药科技出版社

U0206007

内容提要

本书系统阐述了针灸治疗便秘与排便障碍的内涵。在中医学对本病的认识中，从病因病机、辨证分型等方面进行梳理及总结，同时概述了西医学对本病的诊疗流程。在针灸临床方面，归纳了诊治规律与疗效特点。最后概述本病特殊人群的健康管理。

本书适合针灸、中医临床医务人员、教育工作者及学生阅读使用，也可供中医学研究人员及爱好者参阅。

图书在版编目（CIP）数据

便秘与排便障碍/邹洋洋，徐修竹主编.—北京：中国医药科技出版社，2023.11
（常见病针灸临床丛书）
ISBN 978-7-5214-3757-7

Ⅰ.①便…　Ⅱ.①邹…②徐…　Ⅲ.①便秘–针灸疗法　Ⅳ.①R246.174.62

中国国家版本馆CIP数据核字（2023）第216119号

美术编辑　陈君杞

版式设计　南博文化

出版　**中国健康传媒集团** | 中国医药科技出版社

地址　北京市海淀区文慧园北路甲22号

邮编　100082

电话　发行：010-62227427　邮购：010-62236938

网址　www.cmstp.com

规格　710×1000mm $\frac{1}{16}$

印张　7 $\frac{1}{4}$

字数　140千字

版次　2023年11月第1版

印次　2023年11月第1次印刷

印刷　三河市万龙印装有限公司

经销　全国各地新华书店

书号　ISBN 978-7-5214-3757-7

定价　36.00元

获取新书信息、投稿、为图书纠错，请扫码联系我们。

版权所有　盗版必究

举报电话：010-62228771

本社图书如存在印装质量问题请与本社联系调换

《常见病针灸临床丛书》
编委会

总主编 张建斌

主 编 黄凯裕　梁　爽　郑　美　薛　宁　佘延芬

梁凤霞　马晓芃　刘　赟　莫　倩　王欣君

李　晗　马　辉　蒋亚文　刘兰英　粟胜勇

付　勇　陆梦江　邹洋洋　徐修竹　许林玲

熊嘉玮　金　洵　徐天舒　韦　丹　洒玉萍

编 委 许　骞　陆成轩　郝晓慧　龚瑞涵　孙　霞

芦　芸　夏　星　刘力源　还　涵　陈　豪

范玺胜　魏盼盼　张明健　陈丽璇　王雅媛

卢　威　杨姝瑞　余辕耕　易　璇　唐　倩

肖　敏　康文武　周钰点　黄湘茜　杨延婷

杨　光　赵　越　卢云琼　郭潇聪　孔谐和

邹月兰　王雪君　刘　力　季红健　丁　敏

任思秀　杨　硕　黄宇婷　周雪松　伍先明

漆双进　黄小芹　何　娟　支　娜　郑允浩

冒金锋　张双双　王梦叶　张建明　吴辛甜

郑　涵　谢　静　卢梦叶　顾　是　魏春玲

沈天益　杨永超　周　昊　顾　纯　戴琳俊

褚　红　高　洁　黄宋余　罗　莹　李　威

马奇翰　马天翼　马智佳　吉玲玲　欧阳八四

吴勤娟　王　卫　王保丹　杨海洲　赵建玲

张聪
蔡慧倩
周娟娟
金传阳
胡光勇
赵峥睿
朱德淳
谢韬
张新昌
陈霞
詹明明

赵舒梅
覃美相
林媛媛
刘金鹏
薛亮
周翔
强晟
李乔乔
朱世鹏
黄伟
曾玉娇

罗家麒
刘科辰
潘珊娜
刘慧
叶菁菁
朱金亚
马罕怿
赵瑞瑞
王耀帅
武九龙
秦公顺
赵协慧

张音
徐静
林欣颖
章甜
陆露
王亮
毕琴
裴梦莹
叶儒琳
王玉娟
郭林曳
武娟

张国栋
赵舒梅
张熙
李琳慧
李浩
王应越
熊先亭
贡妍婷
罗楚
李明
彭延辉
李梦雪

本书编委会

主　编　邹洋洋　　徐修竹

编　委　陆　露　　叶菁菁　　薛　亮

　　　　胡兴勇　　王应越　　王　亮

　　　　朱金亚　　周　翔　　赵峥睿

新时代、新视野、新起点

针灸是源自中国古代的一门系统学问：利用特定的工具，在人体体表特定部位进行施术，产生一定的效应，以达到防病治病的目的，并在长期的临床实践中，形成了独特的理论体系和学术框架。

《黄帝内经》时代，针灸理论构建逐渐完善，包括九针形制、操作和应用，脏腑经络和五体身形，溪谷骨空和气府明堂，疾病虚实和针灸补泻等。公元256~260年间，皇甫谧编撰《针灸甲乙经》，从基础到临床，系统整理了针灸学知识、理论和临床应用，构建了针灸学科体系。此后，针灸学术一直在自己固有的轨道上发展和进步。直到清末民初，伴随着西学东渐的逐渐深入，在东西方文化交互辉映和碰撞下，针灸学术的发展轨迹，已经呈现出多流并进、百花齐放的特点。尤其是20世纪70年代以来，针灸在世界各地的广泛传播，针灸学术更是进入了一个多元化发展的新时代。

当代针灸医学蓬勃发展，其学术视野也越来越宽广，无论是基础理论，还是临床应用，都是古代针灸学术所无法比拟的。当今的针灸学术，主要有以下几个特征。

1.广泛应用于世界各地。针灸在南北朝时期就已经传到周边的朝鲜、日本等，近几个世纪间断性地在欧洲也有零星传播，但是直到20世纪70年代初，才开始有了世界范围内的广泛传播。针灸的跨文化传播，在异域也出现了从学理到应用的不同理解和差异化变革。

2.工具先进，微创、无痛、数据化。针灸工具，古代有"九针"之说，当代不仅有"新九针"、揿针、杵针、浮针等新型针具，还有利用声电光磁等可量化物理参数的新型针灸器具，基于生物传感和人工智能的针灸器具也在孕育中。

3.技术进步，操作精细、精准化。针灸操作技术的应用和描述，相对于古代也有了长足的进步，"针灸技术操作规范"国家标准也陆续发布。尤其是在操作目标的部位和结构层次上更加精细、精准，在操作流程上也更加合理和规范，

4.迎接临床新问题和新挑战。与古代主要关注临床证候不同，当代针灸临床实践中还面临着诸多新问题、新挑战。大量基于临床医学病症分类和认知的疾病，在古代医籍文献中没有直接记载和描述，需要当代临床以"针灸学"视角重新再认识，如高血压病、高脂血症、糖尿病等；还有一些临床新问题，如围手术期诸症、抑郁症和焦虑症、免疫性疾病、戒断综合征等，需要在实践中探索。

5.临床疗效规律越来越清晰。自2005年有了第一份基于循证模式的针灸临床研究报告以来，近年来开展的针灸治疗便秘、压力性尿失禁、围绝经期综合征等临床多中心大样本研究，取得了较可靠的研究结果，在国内外产生了较大的影响。基于针灸临床特点的方法学研究也受到重视，并出现了专门团队和组织。

6.机制和原理逐渐清晰。尽管还不能完全从现代生命科学和生物医学的角度揭示针灸作用机制，但是随着经穴特异性、穴位敏化、穴位配伍研究深入，针灸作用的神经-内分泌-免疫网络调节机制也逐渐清晰。

应该说，针灸医学的内涵，需要在一个新起点上重新理解、重新诠释。当代针灸临床适用性不断扩大，诊治病种范围越来越宽泛，操作技术也越来越精准，临床疗效观察和评估也越来越严格，部分现代原理和机制逐渐阐明。因此，基于当代临床实践的回顾、思考和展望，更加显得迫切和需要。《常见病针灸临床丛书》，即是响应这一时代的需求。

在当今的话语体系下，选择针灸临床的常见病、多发病，梳理古今医家经验为借鉴，总结近现代临床实践和疗效规律为依据，阐述必要的作用机制和原理，在针灸学术史上作一个短暂的思索，给未来一个更加广阔的空间，即是本丛书的初心。

张建斌

2023年6月

目录

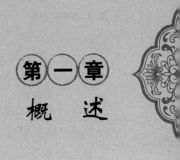
第一节　疾病概念

关于对便秘的认识，最早认为便秘是一种症状，而不是一种疾病。目前国外的"便秘诊治指南"中大多已经形成共识，认为便秘属于功能性胃肠病，属于常见疾病或良性疾病。也有少数的临床指南持不同观点，如2010年发布的《印度尼西亚便秘诊治指南》就明确阐述便秘是一种症状。通常而言，更倾向于认为便秘是一种疾病，因为便秘如同其他疾病一样，有它的病因、发病机制、临床表现、诊断和治疗方法。"临床上便秘""慢性便秘""功能性便秘"所表示的意义并不完全相同。便秘（constipation）是一种症状，常表现为排便频率减少（周平均排便次数<3次）、粪质干硬和（或）排便困难（包含排便费力、排出困难、排便不尽感、排便时间延长以及需手助排便等）。慢性便秘（chronic constipation，CC）的病程至少为6个月。在慢性便秘的病因中，功能性疾病占大部分。

便秘从病因分为器质性和功能性两类。器质性便秘是指由于脏器的器质性病变，如消化道疾病、内分泌代谢疾病、药物及化学品中毒、神经系统疾病等所致的便秘。例如肠粘连及不完全肠梗阻患者均可发生便秘，这种便秘就属于器质性便秘。诊断功能性便秘，首先需要排查器质性疾病。

《中国慢性便秘诊治指南》根据引起便秘的肠道动力和肛门直肠功能改变的特点将功能性便秘分为3型：慢传输型便秘（slow transit constipation，STC）、出口梗阻型便秘（outlet obstructive constipation，OOC）和混合型便秘（mixed constipation，MIX）。近年随着临床研究的不断深入，对慢性便秘的认识水平进一步提高，2013年《中国慢性便秘诊治指南》做了进一步修订，将功能性便秘分为慢传输型便秘（STC）、排便障碍型便秘（defecatory disorder，DD）、混合型便秘（MIX）和正常传输型便秘（normal transit constipation，NTC）。增加了正常传输型便秘这一便秘类型，便秘型肠易激综合征多属于此型。原先出口梗阻型便秘更名为排便障碍型便秘，前者关注结构功能的异常，后者更加注重肛门直肠的动力学指标。并且将排便障碍型便秘进一步分为不协调性排便和排便推进力不足。除此之外，该指南还根据便秘病情严重程度和对患者生活质量的影响，将便秘划分为轻、中、重度。轻度便秘通过一般治疗或者短期服药即可好转，不会对患者的生活造成影响；重度便秘症状重，治疗比较困难，患者服药疗效不佳或稍有效果停药后立即复发，严重影响患者的日常生活；中度便秘介于两者之间。

2017年中国医师协会肛肠医师分会发布的《便秘外科诊治指南》将便秘分为结肠慢传输型、出口梗阻型和混合型，该分型是根据便秘的发生部位划分。结肠慢传输型便秘是由结肠传输功能减慢引起的，出口梗阻型便秘是由直肠形态异常、盆底下降和肛门括约肌功能异常引起的。这种分型有利于手术名称的书写，例如出口梗阻型便秘病因可分为直肠内脱垂、直肠前突、会阴下降和耻骨直肠肌痉挛等几种，出口梗阻型便秘的类型不同，手术名称也不同。

在2018年《罗马Ⅳ：功能性胃肠病/肠-脑互动异常》疾病分类和诊断标准中，功能性便秘（functional constipation，FC）属于功能性肠病的一种，同时认为与便秘型肠易激综合征（irritable bowel syndrome with predoncinant constipation，IBS-C）都属于功能性因素引起的便秘，是一个连续的疾病谱。便秘症状持续6个月以上可认为是慢性功能性便秘（chronic functional constipation，CFC）。也有学者认为肠易激综合征（irritable bowel syndrome，IBS）是一种独立的疾病，IBS-C应该是引起便秘的病因，不应列为独立的便秘类型。

第二节　流行病学

流行病学调查显示，欧洲普通人群便秘患病率平均数为17.1%，大洋洲人群患病率平均数为15.3%。目前文献所报道的亚洲人群的患病率较欧美偏低。国内调查显示FC和IBS-C的患病率分别为6%和1%。由于目前针对慢性便秘的流行病学研究没有采用统一的诊断标准，所以得出的结果偏倚较大。许多流行病学研究还显示，慢性便秘的发病率还与性别、年龄、地域等因素具有相关性。目前大部分相关研究显示女性慢性便秘患病率高于男性，且慢性便秘患病率与年龄呈正相关，60岁以后便秘发生率明显上升。从地域上来说，全国6个城市慢性便秘患病率调查显示：位于北方的北京、西安、沈阳三市平均为17.23%，南方的上海、广州、成都三市平均为8.8%；城市患病率为10.9%，农村为12.3%。可见北方地区便秘患病率高于南方地区，农村患病率高于城市，具有地域差异。便秘的发生与紧张、疲劳等精神因素，生活方式、饮食习惯及便秘家族史有关，高脂饮食、吸烟史、低体重指数、文化程度低者更易发生便秘。

第二章
中医学对便秘的认识

第一节　病名渊源

便秘最初是作为临床症状被记载下来，其后才逐步演变成一个独立的疾病。在这个过程中，历代医家及中医文献对便秘的命名并不统一。关于本病的记载，按照时间的顺序可大致划分为六个时期：先秦至西汉时期、东汉至南北朝时期、隋唐时期、宋金元时期、明清时期以后。

一、先秦至西汉时期

先秦至西汉时期，便秘是作为疾病的一种临床表现被记载，如马王堆帛书《阴阳十一脉灸经》中"水与闭同则死"，这里的"闭"就包含了便秘的意思。《黄帝内经》中称便秘为"大便难""后不利""不通"。如《素问·至真要大论》的"太阴司天，湿淫所胜……大便难"；如《素问·厥论》的"太阴之厥，则腹满䐜胀，后不利"；又如《素问·举痛论》所载的"痛而闭不通"。在《黄帝明堂经》中也提及"大便难，痔篡痛，篡后出"。这些描述除了排便困难程度上的差别外，都没有将便秘提升到独立的疾病看待。

二、东汉至南北朝时期

东汉至南北朝时期的文献中，王叔和的《脉经》中有"大便坚""不得前后""闭塞不通"等描述；皇甫谧的《针灸甲乙经》有"大便难，痔篡痛，篡后出"；在《神农本草经》中也提及"夫大病之主……大小便不通"，并且记载了一些利大小便的药物。但是对便秘记载翔实的当属张仲景的《伤寒杂病论》，其对便秘描述有：阴结、阳结、脾约、不大便、燥屎等。这里的"阴""阳""脾"已包含了病因病机的内涵。原文中也从不同角度对便秘进行了描述：粪便排出困难，如"大便难"；排便时间的延长，如"不大便六七日"；粪质干硬，如"燥屎五六枚""大便必坚"。这些几乎涵盖了西医学慢性便秘的大部分诊断要素。结合张仲景对便秘病因病机、治法方药的论述，可以说便秘作为疾病专篇论述自此已经初步成形。

三、隋唐时期

这一时期自隋代医家巢元方的《诸病源候论》，开始以"大便病诸候"下设"大便难""大便不通"两候，正式将大便的异常作为独立疾病讨论。此后的《备急千金要方》《千金翼方》在其基础上提出了大量的理法方药。至此也标志着便秘正式成为一个独立的疾病。

四、宋金元时期

这一时期除了沿用前人对便秘的命名外，值得一提的当属《太平圣惠方》和严用和的《济生方》。书中对便秘的称谓前冠以对病因病机的描述，例如"风秘""湿秘""热秘""冷秘""气秘""大肠风热秘涩""虚劳大便难"，其中"风""湿""热""冷""气""大肠风热""虚劳"便是病因病机。

另外，朱肱在《类证活人书》中记载"手足冷而大便秘"，首次使用了"大便秘"的称谓，但并未涉及专门论述，仅作为伤寒的一个症状，未作为正式的病名。

五、明清时期以后

明清时期，医家对便秘的称谓多沿用"秘结"一词。最具代表性的便是明代张介宾的《景岳全书》，设有"秘结"一篇。万全的《广嗣纪要》中还提到了"妊娠便秘"，首次提出了便秘之名。清代沈金鳌的《杂病源流犀烛》提出"故成便秘之证"，此后医家逐渐采用"便秘"作为病名并沿用至今。

明清时期医家对于便秘的临床表现也在前人的基础上有所丰富和具象。明代李梴在《医学入门》中提出"一日一便为顺，三四日不便为秘，一日三四次为利"，对便秘的时间给出了更加明确的界定。这与西医学诊断便秘的"罗马

Ⅲ"标准中"每周排便小于三次"已十分接近。张介宾指出便质并不干硬，但是"连日或旬日欲解不解，或解些须而不能通畅"亦属便秘范畴，将排便感觉的异常也纳入到了便秘的诊断中。

第二节　病因病机及辨证分型

一、先秦至西汉

这一时期便秘尚未成为一个独立的疾病，关于其病因病机《黄帝内经》从不同角度进行了描述。

1.从邪气性质而言，有热邪、寒邪及湿邪

《素问·举痛论》："热气留于小肠，肠中痛，瘅热焦渴则坚干不得出。"

《素问·长刺节论》："病在少腹，腹痛不得大小便，病名曰疝，得之寒。"

《素问·至真要大论》："太阴司天，湿淫所胜，则沉阴且布，雨变枯槁，胕肿骨痛，阴痹，阴痹者，按之不得，腰脊头项痛，时眩，大便难。"

2.从病变脏腑而言，有肝、肾、脾、胃、小肠

《灵枢·邪气脏腑病形》："肾脉急甚为骨癫疾，微急为沉厥奔豚，足不收，不得前后。"

《素问·厥论》："太阴之厥，则腹满䐜胀，后不利，不欲食，食则呕，不得卧。"

《灵枢·杂病》："心痛引小腹满，上下无常处，便溲难，刺足厥阴。"

《灵枢·胀论》："胃胀者，腹满、胃脘痛、鼻闻焦臭妨于食、大便难。"

《灵枢·邪气脏腑病形》："小肠病者，小腹痛，腰脊控睾而痛，时窘之后。"

3.从气机变化而言，有"少腹上冲心"和"厥气走喉"

《素问·骨空论》："此生病，从少腹上冲心而痛，不得前后。"

《灵枢·杂病》："厥气走喉而不能言，手足清，大便不利。"

二、东汉至南北朝

这一时期的代表人物和著作为张仲景《伤寒杂病论》、王叔和《脉经》。通过他们我们可以从侧面了解这一时期医家对于便秘病机的认识。

张仲景，名机，字仲景，东汉南阳郡涅阳县（今河南省邓州市穰东镇张寨村）人，东汉末年著名医学家，被后人尊称为医圣。张仲景广泛收集医方，写出了传世巨著《伤寒杂病论》。其确立的辨证论治原则，为后世广泛流传使用。张仲景在《伤寒杂病论》中将便秘病因病机归纳为胃肠涩滞、脾约、枢机气结、饮热互结。将胃肠涩滞又细分为实热、津伤和寒凝肠腑；脾约又分为杂病与伤寒。除此之外，张仲景还提到了妇人产后便秘。

王叔和，名熙，晋代山阳郡高平县（今山东省邹城）人，魏晋之际的著名医学家、医书编纂家。在中医学发展史上，他做出了两大重要贡献，一是整理张仲景的《伤寒论》，二是著述《脉经》。在《脉经》中，王叔和从脏腑角度论述了便秘的病因病机。

"胃中有热，不嗜食，食而不化，大便难"。

"胃微脾伤，谷气不行，食已自噫，寒在胸膈，上虚下实，谷气不通，为秘塞之病"。

"脾气弱，病利下白，肠垢大便坚，不能更衣，汗出不止，名曰脾气弱"。

"病苦头痛，身热，大便难，心腹烦满，不得卧，以胃气不转，水谷实也"。

王叔和提出"胃中有热""谷气不行""胃气不转""脾气弱"等病因病机，可见其于便秘独重脾胃。

三、隋唐时期

中医学上最重要的论述病因病机学的专著《诸病源候论》诞生于隋唐时期。编撰者巢元方，隋代医家，籍贯、生卒年均不详，一说为西华人。隋大业年间（公元605~618）任太医博士、太医令。奉诏主持编撰《诸病源候论》50卷，分67门，1720论，是中国第一部专论疾病病因和证候的专书。全书以病为纲，其下分述各种病证，每种病证按概念、病因、病机、证候分别讨论。《诸病源候论》对便秘首次设专候讨论，标志着便秘开始成为一个独立的疾病，对后世关于便秘的认识产生深远的影响。病名方面虽承继了前人的"大便不通""大便难"，但又进行了区分，分别论述了其病因病机。巢氏认为"大便不通"是由于三焦与五脏不和，冷热之气不调，热气偏入胃肠，津液枯竭，而致糟粕痞结，壅塞不通；"大便难"则是由于三焦与五脏不调，阴阳偏有虚实，冷热壅塞，结在胃肠。前者强调热气偏入大肠致津亏肠燥，水不能行舟而致病，后者强调冷热之气与肠中糟粕痞结。

便秘既可独立成病，又可作为症状见于其他疾病，对他病所致的便秘，巢氏亦做了详细的描述。

黄疸所致：黄疸病系感染湿毒，加之脾胃本有热，两者结合遂成湿热，湿热阻滞则二便不通。

热病所致：骨蒸之病有五，骨、脉、皮、肉、内。肉蒸者，其根在脾，热结于内，致大便秘结；伤寒之热因人而异，有肺热、肝热、心热、脾热、肾热之别，其热在肾者，可致腹满、大便难；外感热病，或因发汗利小便致津液损伤，或因热传于里，而致便秘；患时气、温病，由脾胃积热太过，又发汗过多，津液损伤，从而致大便不通。

宿食所致：凡得温毒病新瘥，脾胃尚虚，谷气未复，若食诸生果难消物，则不消化，停积于肠胃，便胀满结实，大小便不通，因更发热，复成病也。

痈疽所致：痈疽者因寒客于经络，寒搏于血，血涩不通，壅结成痈。脏热不泄，热入大小肠，故大小便不通。

疝病所致：疝者，痛也。或少腹痛，不得大小便。书中指出因疝致便秘者，因痛则气耗，气虚不能推动。

妇人产后便秘：胃肠本挟于热，因产又水血俱下，津液燥竭，肠胃痞涩，热结肠胃，故大便不通。

四、宋金元时期

宋朝初期，由于政府对医学的重视，产生了大批由国家系统校订刊印的医籍，如《太平圣惠方》《圣济总录》《太平惠民和剂局方》。《太平圣惠方》对于便秘病机总结为三焦脏腑不和、气机失调、胃肠壅滞；发病病因为大肠风热、虚劳、脚气。《圣济总录》对于便秘的描述最为详细，提出了"营卫不和，阴阳相持"的基础病机，同时从风、热、冷、虚、宿食等不同角度论述了便秘发生的机理。

"大便秘涩，盖非一证，皆营卫不调，阴阳之气相持也"。

"若风气壅滞，肠胃干涩，是谓风秘"。

"胃蕴客热，口糜体黄，是谓热秘"。

"下焦虚冷，窘迫后重，是谓冷秘"。

"或因病后重亡津液，或因老弱血气不足，是谓虚秘"。

"或因肾虚小水过多，大肠枯竭，渴而多秘者，亡津液也"。

"或胃实燥结，时作寒热者，中有宿食也，治法虽宜和顺阴阳，然疏风散滞，去热除冷，导引补虚之法，不可偏废，当审其证以治之"。

《太平惠民和剂局方》虽未对便秘病机设立专篇，但在卷六《治泻痢》的附论《秘涩》中载有治疗便秘的7张方子，通过7张方子可以反推其对便秘病机的认识：神功丸治三焦气壅、六腑风热所致大便不通；麻仁丸治冷热壅结、津液耗少所致大便秘难；七圣丸治风气壅盛、痰热结搏所致大便秘结；七宣丸治风气结聚、宿食不消之便秘；半硫丸治积冷所致便秘；黄芪汤治年高老人大便秘涩。从用药来看，用药多以祛风、调气药居多，强调气机壅滞，病机传导失司。

这一时期由于长期的战乱，百姓生活贫苦，疾病流行，奠定了产生金元四大家的社会基础。由于医疗实践的丰富，不少医家深入研究古代的医学经典，结合各自的临床经验，自成一说，来解释前人的理论，逐渐形成了不同的流派。

陈言，字无择，南宋医家，浙江青天人氏。陈氏以"医事之要，无出三因"为要，据此创立"三因学说"，著有《三因极一病证方论》。其对于便秘的论述主要集中在卷十二的《秘结证治》。陈氏承前人之论，禀"医事之要，无出三因"之宗旨，从内因、外因、不内外因的角度来阐释便秘的病因病机。内因有"脏气不平，阴阳关格"，外因有风寒暑湿之邪，不内外因则有饮食燥热。

刘完素，字守真，号通玄处士，金代河间（今河北河间）人氏，人称"刘河间"。金元四大家之一，认为六气皆从火化，诸病多起于火，治疗当降心火益肾水，世称"寒凉派"。刘氏认为便秘因风热燥结而致病。其在《素问玄机原病式·六气为病·热类》中讲"热耗其液，则粪坚结，而大肠燥涩紧敛故也。俗谓之风热结者，谓火甚制金，不能平木，则木自旺故也"。其机理为风、热、燥之邪耗伤津液，致使大肠失润，大便秘结。除津液耗伤之外，由于气机郁滞，津液不得化生输布，亦可致便秘。

张从正，字子和，号戴人，金代睢州考城（今河南睢县、兰考一带）人氏，金元四大家之一。认为"邪去而正安"，治病应着重祛邪，世称"攻下派"，在治疗方面丰富和发展了汗、吐、下三法，并且指出燥、热可致便秘。其在《儒门事亲》卷七《燥形》中讲道"燥分四种，燥于外……燥于下，则便溺结闭"。除燥之外，张氏亦重热结，其在卷三《斥十膈五噎浪分支派疏二十三》中指出"大肠热结则后不圊"。

李杲，字明之，金元时期著名医学家，金元四大家之一，晚年自号东垣老人，人称"李东垣"，真定（今河北正定）人氏。主要著作有《脾胃论》《内外伤辨惑论》《用药法象》《医学发明》《兰室秘藏》《活法机要》等。李东垣十分强调脾胃在人身的重要作用，因为在五行当中，脾胃属土，因此李东垣的学说也被称作"补土派"。其关于便秘的认识主要集中在《兰室秘藏·大便结燥门》。李东垣认为大便如常全凭阴血及津液润泽，火与元气不两立，元气旺则阴火敛，元气亏则阴火生，阴火可进一步耗伤元气，阴火之生多由脾胃虚损，再加之"食辛热味厚之物"助火邪则阴火更亢。阴火亢盛，伏于血中，必然耗散真阴，致津液亏少，故而大便秘结。

朱震亨，字彦修，元代著名医学家，婺州义乌（今浙江义乌）赤岸人，因其故居有条美丽的小溪，名"丹溪"，学者遂尊之为"丹溪翁"或"丹溪先生"。倡导"阳常有余，阴常不足"说，创阴虚相火病机学说，善用滋阴降火的方药，为"滋阴派"（又称"丹溪学派"）的创始人，与刘完素、张从正、李东垣并列为"金元四大家"，在中国医学史上占有重要地位。著有《格致余论》《局方发挥》《丹溪心法》《金匮钩玄》《素问纠略》《本草衍义补遗》《伤寒论辨》《外科精要发挥》等。论便秘病机，朱震亨明确提出"予观古方，通大便皆用降气品剂。盖肺气不降，则大便难传送"。对于这种说法，后世医家多沿用且发挥。除此之外，朱氏还对脾约便秘的病机进行了阐释，其认为"大下大汗之后，阴血枯槁，内火燔灼，热伤元气又伤于脾而成。伤元气者，肺金受火克，气无所摄；伤脾者，肺为脾之子，肺耗则津竭，必窃母气以自救，金耗则木寡于畏，土欲不伤，不可得也"。朱氏从肺、脾、肝三脏的关系解释了脾约便秘。脾土清健而运行津液，津液入胃则肠润而通。

五、明代时期

这一时期出现了大量的内科著作，对疾病病因病机、治法方药的研究日趋完善。便秘同样得到了再一次的总结与完善。

李梴，字健斋，生活于明代嘉靖至万历年间，江西南丰人。为江西历史上十大名医之一，著有《医学入门》，成书于万历三年（1575），为初学医者而撰，内容论医学之基础理论、针灸、本草、各科证治。书中且搜集名医二百余人，简明实用，为读者所推崇，流传较广，现有多种版本行世。此书《外集》卷四《杂病分类·燥类·燥结》一节对便秘详细论述，补前人所不足，如前人多言便秘为燥结，却无辨别燥、结者。李氏认为燥有风燥、热燥、火燥、气血虚燥之分，燥系病因，结为病态，并且进一步从治法上指出"燥属少阴津液不足，辛以润之；结属太阴有燥粪，苦以泻之"。病因方面，明确提出了药毒导致的便秘，"有药石毒者，大小便闭"，开创了痰邪为患导致便秘的理论，"痰滞不通者，二陈汤加枳壳、槟榔"。并且提出了"虫积""七情气闭""脏寒""血液枯"等致病因素，丰富了便秘的病因学说。

龚廷贤，字子才，号云林山人，又号悟真子，明代医家，江西金溪人，江西省历史上十大名医之一。一生著述极丰，完成了《济世全书》《云林神彀》《万病回春》《寿世保元》《种杏仙方》《鲁府禁方》《医学入门万病衡要》《小儿推拿秘旨》《复明眼方外科神验全书》《本草炮制药性赋定衡》《秘授眼科百科全书》《痘疹辨疑全幼录》等。龚氏论便秘主要见于《万病回春》和《寿世保元》。龚氏以阴阳气机论便秘产生的病机，认为"阴阳二气，贵乎不偏，然后津液流通，肠胃润溢，则传送如经矣。摄养乖理，三焦气滞，运掉不行"，则成风闭、气闭、热闭、寒闭、湿闭等便秘。此外，发汗利小便、产妇亡血、久病体虚及年老之人因气血津液亏虚，亦可致便秘。

张景岳，本名介宾，字会卿，号景岳，别号通一子，因善用熟地黄，人称"张熟地"，浙江绍兴府山阴（今浙江绍兴）人。明代杰出医学家，温补学派的代表人物。所著《景岳全书》共54卷，成书于1640年，第36卷载有秘结专篇，分经义、论证、论治、论古、秘结论列方、论外备用方六节，阐述其对便秘的认识。论病因病机，张氏进一步阐明便秘除与脾胃有关外，还与肾密切相关。《景岳全书·秘结》云："凡下焦阳虚，则阳气不行，阳气不行则不能传送，而阴凝于下，此阳虚阴结也。下焦阴虚能致精血枯燥，精血枯燥则津液不到而肠脏干槁，此阴虚而阳结也。"张氏认为肾阳虚弱，阴寒内生，气化失常，不能温润肠道，而致排便困难。

秦昌遇，字景明，明代医家，上海人氏。幼年多病，故于读书之余，也留心学习医学知识，体验病理。后来，逐渐对医学产生兴趣，由于他古文基础扎实，对较深奥的医学理论，也能读懂并理解。成年后，便开始为家人及乡邻看病，因疗效显著而名闻乡里。著有《症因脉治》，成书于1641年，卷四有《大便秘结论》一节，从症、因、脉、治论述便秘。在气秘病机的论述上，秦氏与前人不同，前人多谓气不升降，症见多噫，而秦氏所论气秘实为气滞及气虚所致之便秘。至于气秘之因，秦氏分虚实而论，气实壅滞之因为"怒则气上，思则气结，忧愁思虑，诸气怫郁"；气虚不振则责之于"元气不足，肺气不能下达"。

六、清代至民国时期

清代至民国时期社会背景比较复杂，一方面中医理法方药经过长期积累，日臻完善；另一方时局不稳、社会动荡，西学东渐，西医渐渐传入我国，在西医学的冲击下，中医发展举步维艰，同时也促成了中西医汇通派。

这个时期对便秘的认识处于相对成熟的阶段，主要是从治法方药上进行了完善，尤其是因为江南一带瘟疫流行，中医温病学体系应运而生，运用温病思路治疗便秘。病因病机方面各医家开始从脏腑角度论述。

陈士铎，字敬之，号远公，别号朱华子，明末清初医家，浙江山阴（今浙江绍兴）人氏。幼习儒术，初为乡间诸生，后因仕途不成，遂弃举子业，乃究心医学，一生著作颇多，惜其所著，多所沦没。今存世的见有《石室秘录》《洞天奥旨》《本草新编》《辨证录》《辨证玉函》《脉诀阐微》《外经微言》等数种。其关于便秘论述主要见于《辨证玉函》《辨证录》《石室秘录》三本书。陈氏认为，大便不通者，当从肾火肾水中求之，若无水以济火，则大肠固结而便不得出。若大肠无火，则幽阴之气闭塞不通也。陈氏认为便秘因火而成，究其火之来源，脏腑不同，治法不同，因于胃火者，多有烁干肾水之嫌，可见大便闭结，烦躁不宁，口渴舌裂，两目赤突，汗出不止；因于肝火者，克伐脾胃，津液不能转输于大肠，便受阻滞之苦，可见大便闭结，胸中饱闷，两胁疼痛，呕酸作吐，不思饮食；因于脾火者非阳明之焰下逼，必由命门之炎，致脾土不安，津液不生，大肠不润，可见大便闭结，口干唇裂，食不得消，腹痛难忍，按之益痛，小便短涩；因心火者，大肠与肺相表里，最畏心火之刑，故心火盛者，大肠既燥而不润，可见大便闭结，舌下无津，胸前汗出，手足冰冷，烦闷发躁，大眦红赤；因于肺火者，肺与大肠相表里，肺为娇脏，最畏火刑，一有火邪，即移热于大肠，可见大便不通，咳嗽不宁，口吐白沫，咽喉干燥，两脚冰凉。除此之外，陈氏还从瘀血致病阐述了其发病机理："拂遇不快之事，则气机郁塞不通，血因而停聚不散……留于肠道之中，搏结成块，阻滞传化之机，大便因而不通。"

李用粹，字修之，号惺庵，清代医家，幼得家传，博览医书，精研《灵枢》《素问》。李氏考古人立说皆相济而非相悖，遂取名家之长汇而集之，删繁存要，补缺纠偏，编为《证治汇补》10卷。李氏论便秘之因分太阴、少阴、阴结、阳结、气滞、津少。治法上"少阴不得大便，以辛润之；太阴不得大便，以苦泄之；阳结者，清之；阴结者，温之；气滞者，疏导之；津少者，滋润之。"而诸因中，李氏独重血虚，认为"虽有热燥、风燥、火燥、气血虚燥、阴结阳结之不同，要皆血虚所致""大抵以养血清热为先，急攻通下为次"。

王士雄，字孟英，号梦隐，又号潜斋，清代医家，祖籍浙江海宁盐官（今浙江海宁），后迁居钱塘（杭州），温病学家，其毕生致力于中医临床和理论研究，对温病学说的发展作出了承前启后的贡献，尤其对霍乱的辨证和治疗有独到的见解，代表作有《医学随笔》《温热经纬》等。王氏一生精研六气，临证重视"气化枢机"。就便秘而言，王氏认为热邪壅于气分，气机不利，肺失肃降，大肠失于传导，所谓上壅而下不通，治疗上肃肺通幽；脾胃为气机升降之枢纽，主升清降浊，升降失司则发为便秘，故王氏治疗便秘时以降浊为主，兼用升清之药；王氏治便秘还注重调肝，多用疏肝药物，肝升于左，肺降于右，节制一身气机之升降。肝木失于条达，疏泄失司，气郁乘胃侮肺，致肺胃之气不降，肠腑失于传输，而致便秘。

唐宗海，字容川，四川彭县人，中医七大派"中西医汇通派"创始人之一。生于清代同治元年（1862），卒于光绪二十三年（1897），享年52岁。著有《中西汇通医书五种》，包括《中西汇通医经精义》《伤寒论浅注补正》《金匮要略浅注补正》《血证论》《本草问答》等。其中，《血证论》《中西汇通医经精义》为其主要代表著作。《血证论》卷六《便闭》一节论有血证便秘，亦有他证便秘。唐氏在前人基础上对瘀血便秘及肺病致秘进行了详细论述。对于瘀血便秘的病机，前人强调由跌扑损伤后气机郁滞而致，唐氏则指出失血之后，离经之血便是瘀血，可直接导致便秘，症见大便闭结，时或通利，仍不多下，所下之粪又带黑色，腹中时时刺痛，口渴发热，脉象滞涩。对于肺病致秘，唐氏又分为肺热、肺津不足、肺气不降。肺热遗于大肠，以人参泻肺汤治之；肺津不润，以清燥救肺汤治之；肺气不降，治以清燥救肺汤合四磨汤再加杏仁或少许葶苈子。

七、现代时期

现代中医学对便秘的认识在延续前人的基础上，为满足中医药高等教育的需求对相关论述进行了系统的总结与规范，阐述便秘的病因病机，以《中医内科学》为例，便秘的病因病机总结为以下。

（1）热结大肠：过食辛辣肥甘厚味、过服温补之品或饮酒过度，阳明积热；热病伤津，或热病后期，余热灼炽津液而肠道津枯，这种便秘又称热秘。

（2）气机郁滞：忧思愤怒等情志变化，可使肝失调达，脾气郁结，气机不畅；久坐少动等也会引起气机郁滞，不能宣达，致使大肠传导失司，糟粕不得下行，而致秘结，又称气秘。

（3）阴寒凝滞：外感寒邪或恣食生冷，使阴寒之气凝滞中焦而致脾阳虚衰，寒凝气滞，胃肠传导失司；或年高久病，素有脾肾阳虚，阳气温煦无权而阴邪凝结，导致便下无力，大便艰难，又称冷秘。

（4）气血两虚：素体虚弱、病后、产后、亡血及年老体衰者，气血两虚，气虚无力传导大便，血虚者津亏，肠道失于润养，使肠道干枯，大便艰涩，称为虚秘。

在分型论治上将便秘以虚实为纲分为实秘和虚秘，实秘包括热秘、气秘和冷秘，虚秘包括气虚秘、血虚秘、阴虚秘和阳虚秘。

热秘证见大便干结，伴腹胀腹痛，面红身热等症；气秘证见大便干或不甚干结，欲便不得下，伴肠鸣矢气频作，腹胀疼痛等症；冷秘证见大便艰涩，伴腹痛挛急，手足不温等症；气虚秘证见大便不甚干结，欲便不出，努挣则汗出短气，并伴便后乏力懒言，神疲倦怠等症；血虚秘证见大便干结，伴面色无华，口唇色淡等症；阴虚秘证见便干如栗状或如羊屎，伴五心烦热，潮热盗汗等症；阳虚秘证见大便不干却难排出，伴小便清长，腹中冷痛等症。

在治疗上以通下为主，首辨虚实，并根据不同的病因与证型采取相应的治疗方法。实秘应以祛邪为主，热秘者泻热、气秘者通导、冷秘者温散；虚秘应以扶正为先，气虚秘者益气、血虚秘者养血、阴虚秘者滋阴、阳虚秘者温阳。由于便秘的共同病机是气机不畅，也可佐用理气沉降之品以助行滞，对中气下陷、肛门坠胀者，应以使用升提气药为主。

方药方面，热秘常用麻子仁丸加减泻热导滞，痞满燥实坚者，可用大承气汤急下存阴，气秘用六磨汤加减顺气导滞，冷秘以温脾汤合半硫丸加减温里散寒，气虚秘可用黄芪汤或补中益气汤益气润肠，血虚秘以润肠丸加减养血润燥，阴虚秘以增液汤加减滋阴通便，阳虚秘以济川煎加减温阳通便。

现代基于上述的经方制作出了各种易于服用的中成药，更加被广大患者接受。中成药种类繁多，常用的有麻仁润肠丸、苁蓉口服液、复方芦荟胶囊、四磨汤口服液、清宁丸等。

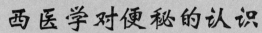

第一节　发病机制

一、正常的排便生理

正常情况下，食物经消化吸收后形成的残渣运抵结肠，食物残渣在结肠内被吸收剩余的水和电解质，形成粪便，再依靠结肠的运动功能将粪便进一步输送到乙状结肠和直肠。

正常的排便生理包括产生便意和排便两个过程：①正常情况下，直肠内粪便达100ml或直肠内压力达2.8kPa时，便可引起排便反射，从而产生便意感。②直肠扩张产生的便意形成神经冲动，经盆腔神经、腰骶脊髓内的低级排便中枢传入至大脑皮层的高级排便中枢，形成一系列的排便反射：传递至盆神经，引起降结肠、乙状结肠、直肠的收缩与肛门内括约肌的舒张；传递至阴部神经，引起肛门外括约肌的舒张。同时，旁侧肛提肌收缩、盆底肌提升、腹肌与膈肌收缩，使腹压增高，粪便排出肛门。排便过程的任意环节发生障碍都可引起便秘。

二、与排便相关的解剖结构

1.盲肠

盲肠是大肠的始端，也是大肠各段中最短的部分。盲肠下端以膨大的盲端开始，其长短因人而异，一般向上6~8cm，与回肠末端相连而延续为升结肠。盲肠通常位于右髂窝内，该处位置与年龄有关，小儿盲肠位置较高，老年人则较低。在盲肠下端的后内侧壁上，有一游离细长的肠管，称阑尾，或称蚓突。一般情况下盲肠与结肠相似，表面亦有三条结肠带，它们向阑尾根部集中并与阑尾的肌层相延续（图1）。因此，无论阑尾的位置如何变动，却都能沿着结肠带向下找到阑尾的根部。此外，在盲肠和升结肠相移行处的左后壁上，有回肠末端的开口，此口称为回盲结肠口，其形状多呈卵圆形裂隙，其上下两缘各有一半月形的黏膜皱襞，称结肠瓣。上缘的皱襞名为上唇，其附着部位约当回肠与结肠的交接线上，近似水平位。下缘的皱襞名为下唇，整个下唇皱襞较长而凹陷，其附着部位约当回肠与盲肠的交接线上。上、下唇的前、后端互相结合，并分别向前、后延伸，构成结肠瓣系带。以上由黏膜皱襞所形成的各种结构，均与回肠末端的环行肌层在回盲结肠口处增厚有关。增厚的环形肌，具有括约肌的功能，不仅能防止大肠内容物返流回小肠，同时也可控制食糜不致过快进入大肠，使食糜在小肠内得到充分的消化和吸收。

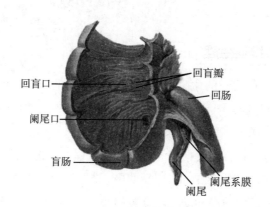

图1　盲肠和阑尾

2.结肠

结肠由升结肠、横结肠、降结肠和乙状结肠组成（图2）。

升结肠下端接盲肠，上缘在肝下与横结肠相连，长12~20cm；前面及两侧有腹膜遮盖，使其固定于腹后壁及腹侧壁；前方有小肠及大网膜和腹前壁；后方借疏松结缔组织与腹后壁相连，由上向下有右肾、腰背筋膜，内侧有十二指肠降部、右输尿管，故手术分离较困难。

横结肠是结肠最长最活跃的部分，长40~50cm，在肝曲与升结肠相接，在脾曲与降结肠连接，脾曲位置一般较肝曲高，横结肠上方是胃，下方是小肠，后方借结肠系膜附着于胰腺，前方被大网膜所覆盖。横结肠活动度较大，有时可降至盆腔。

降结肠上自脾曲与横结肠相接，下在髂嵴水平与乙状结肠相连，长20cm，前面及两侧有腹膜遮盖，后方借疏松结缔组织与左肾下外侧、腹横肌腱膜起点及腰方肌相接触。自左季肋部及腰部沿左肾外侧缘向下，至左肾下极，略转向内侧至腰肌侧缘，然后在腰肌和腰方肌之间下行至髂嵴水平而移行为乙状结肠。

乙状结肠在盆腔内，位于降结肠和直肠之间，上段较短，称为髂结肠，下段较长，称为盆结肠，长度差异较大，为20~70cm，因肠管呈"乙"字形弯曲而得名。乙状结肠系膜多较长，活动度大，有时可发生肠扭转，系膜的后面附着于腹后壁，后面有开口向下的乙状结肠间隐窝。在纤维结肠镜检查时应根据其形状，顺其自然弯曲进镜。

结肠具有三个特征性结构，分别是结肠带、结肠袋和肠脂垂，它们是识别结肠的标志。结肠带，是沿肠表面排列的三条纵行结肠带，是由纵行平滑肌增厚而成；结肠袋，是由肠壁上的许多横沟隔开而成的环形囊状突起，称结肠袋；肠脂垂，是在结肠带附近由于浆膜下脂肪聚集而形成的许多大小不等的脂肪突起，称肠脂垂。

结肠功能包括吸收、分泌与协助排粪，主要吸收水分与钠，也吸收少量的钾、氯、尿素、葡萄糖、氨基酸与一些药物，结肠平均每日吸收460mmol的钠与350~2000ml的水，虽然20小时内通过回盲瓣到盲肠的食糜有500~1000ml，但经过结肠与直肠吸收后，仅从肛门排出150ml，若结肠功能发生紊乱则会影响吸收，甚至发生腹泻、便秘与腹胀等，吸收过量又可导致水中毒、血氯过高与酸中毒等。结肠黏膜内有杯状细胞，可分泌碱性液体，保护结肠黏膜，润滑大便，以助排便。

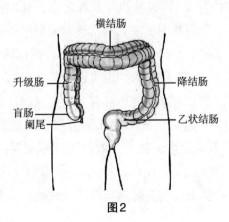

图2

3.直肠

直肠位于盆腔内，是大肠的末段，在第三骶椎平面，上接乙状结肠，全长 12~15cm，沿骶骨和尾骨前面下行，穿盆膈，终止于肛门。直肠在前后的方向上有两个弯曲。上方的弯曲称直肠骶曲，凸向后侧，下方的弯曲凸向前侧，称直肠会阴曲。直肠缺少结肠带、结肠袋、肠脂垂及完整肠系膜。下端有呈梭形膨大的部分，称直肠壶腹，里面有6~10条垂直皱襞，名为肛柱，肛柱上面有静脉丛（图3），直肠具有储存粪便的功能。

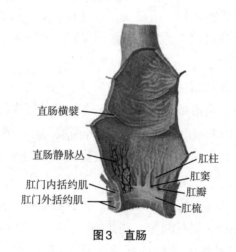

图3　直肠

4.肛管

肛管是消化道的末端，续于直肠，外口为肛门，上自齿线，下至肛缘，长约3~4cm。通常以"四线三带"描述肛管（图4）。

四线：①肛皮线：肛管与皮肤的交界线，即肛门；②白线：又称Hilton线，位于肛门皮肤线上方约1cm，即齿状线与肛缘之间，是内括约肌下缘与外括约肌皮下部的交界处，外观不甚明显，直肠指诊时可触到一浅沟，所以亦称括约肌间沟；③齿状线（或称肛皮线）：距肛缘约2cm，是描述肛管4条线中唯一肉眼可见的环形线。齿状线是排便反射的诱发区。齿状线区分布着高度特异化的感觉神经终末组织，当粪便由直肠到达肛管后，齿状线区的神经末梢感受器受到刺激，就会反射性的引起内、外括约肌的舒张，提肛肌的收缩，使肛管张开，粪便排出。如手术中切除齿状线，就会使排便反射减弱，出现便秘或感觉性失禁。④肛管直肠线：又名Hermann线，在齿状线上方约1.5cm处。

三带：①柱状带：位于肛管直肠线与齿状线之间，为直肠柱所在部位，约为0.5~1.5cm的环形区；②中间带：为齿状线与白线间的区域，又称痔带；③皮肤带：为白线和肛皮线间的区域。

　　肛管皮肤特殊，上部是移行上皮，下部为角化的复层扁平上皮，表面光滑，色白，没有汗腺、皮脂腺和毛囊。男性肛管前面与尿道及前列腺相毗邻，女性则为子宫及阴道；后为尾骨。肛管主要功能是排泄粪便，是排便反射的主要发生部位。

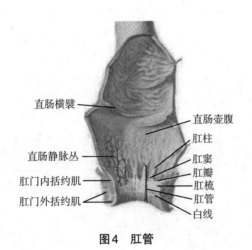

图4　肛管

直肠横襞
直肠壶腹
肛柱
直肠静脉丛
肛窦
肛瓣
肛门内括约肌
肛梳
肛管
肛门外括约肌
白线

5.肛门括约肌

　　肛管被肛门括约肌复合体围绕，肛门括约肌复合体由互相重叠的两层肌肉构成（图5）。其外层为肛门外括约肌，内层为肛门内括约肌。平时管腔紧闭成前后纵裂，粪便通过时，被扩张成管状，管径可达3~4cm。因肛管向下向后与直肠成90°~100°的角度（称直肠角或肛直角），故肛管后壁比前壁稍长。肛门内括约肌上界不固定，并非为齿状线，下界为括约肌间沟（白线），由直肠环肌增厚形成，肌束呈叠瓦状排列，属平滑肌，是不随意肌，提供50%~85%的静止期紧张力，这种收缩状态除排便时可持续工作，不易疲劳。当直肠内充满粪便时其可自动张开，协助排便。肛门内括约肌易痉挛，所谓痉挛是一种持续收缩状态。如受到炎症等刺激后就可处于痉挛状态，使肛门狭窄、排便困难。肛门外括约肌是肛管的最外层肌肉，是横纹肌，受体神经支配，为随意肌。可分为三层，即皮下层、浅层和深层。皮下层环绕肛管下端，浅层为椭圆形肌束，围绕肛管两侧，一端止于尾骨尖，一端连接在肛门前侧会阴部的会阴浅横肌。深层是一环形肌束，围绕肛管一周，两端分别止于肛门两侧的坐骨结节。肛门外括约肌的三部分组成三个"U"形环，顶环是肛门外括约肌深部与耻骨直肠肌，中间环是肛门外括约肌浅部，底环是肛门外括约肌皮下部，三者同时收缩的状态下顶环和底环牵拉肛管后壁，中间环牵拉肛管前壁，使肛管闭合。在产生便意感时，如果外界条件不允许排便，就可以通过主动收缩外括约肌来闭合肛门，控制排便，但外括约肌易疲劳，持续收缩一般只能维持55秒，超过此时大便可控制不住而排出体外。若因手术不慎损伤浅层或深层可引起肛门失禁。

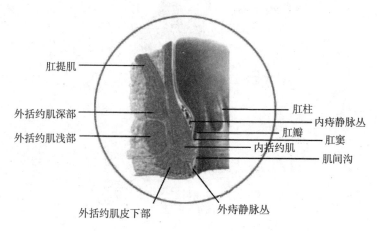

图5　肛门括约肌

6.盆底肌

盆底肌由肛提肌和尾骨肌构成，两肌的上、下面分别被盆膈上筋膜和盆膈下筋膜覆盖，三者一起组成盆膈（图6）。盆膈封闭骨盆下口的大部分，其后有肛管通过，其前方两侧肛提肌的前内侧缘之间有一狭窄裂隙，为盆膈裂孔，在男性有尿道，在女性有尿道和阴道通过，盆膈裂孔下方由尿生殖膈封闭。盆膈具有承托盆腔脏器、协助排便、分娩等功能。

肛提肌为一对四边形扁阔肌，起于耻骨后侧面、坐骨棘及二者之间的肛提肌腱弓，纤维行向内下，在中线与对侧同名肌一起止于会阴中心腱、直肠壁、骶骨、尾骨和肛尾韧带，左右联合成漏斗状，在会阴中心腱前方有盆膈裂孔。此肌是随意肌，受阴部神经丛、肛门神经及会阴神经的分支支配。主要是由髂骨尾骨肌、耻骨尾骨肌、耻骨直肠肌共同组成。

（1）髂骨尾骨肌：主要起自肛提肌腱弓后部和坐骨棘，向后内下方向走行，止于尾骨侧缘和肛尾缝。髂骨尾骨肌为一退化的肌肉，一般较薄弱，甚至完全缺如或大部分为纤维组织所代替，有固定直肠的作用。

（2）耻骨尾骨肌：为肛提肌的重要组成部分。起自耻骨弓后面和肛提肌腱弓前部。此肌内侧部纤维向后行，外侧部纤维向后内行。其最内侧肌束在男性经前列腺两侧止于会阴体，亦名耻骨前列腺肌。在女性此肌沿尿道和阴道两侧移行，围绕阴道形成U形袢，有纤维止于阴道壁，也有纤维止于会阴体，此肌束称为耻骨阴道肌，可牵引阴道后壁向前，协助阴道括约肌使阴道口缩小。有固定直肠的作用。

（3）耻骨直肠肌：起自耻骨盆面和肛提肌腱弓前部，位于其他部分的上方，后行绕过直肠肛管交界处的两侧和后方，止于肛管侧壁、后壁及会阴中心腱，与对侧肌纤维连接，构成"U"形袢，部分纤维与肛门外括约肌纤维相融合，构成肛直肠环的主要部分。它可牵拉直肠肛管交界处向前，与肛门括约肌的作用类似。

尾骨肌在肛提肌后上方，骶棘韧带的前方。它起自坐骨棘和骶棘韧带，止于尾骨和骶骨下部的侧缘。起到协助封闭骨盆下口，承托盆腔脏器及固定骶尾骨的重要作用。

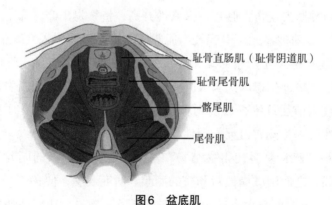

耻骨直肠肌（耻骨阴道肌）

耻骨尾骨肌

髂尾肌

尾骨肌

图6　盆底肌

三、便秘的发病机制

1.饮食因素

如果食物的摄入量不足，对肠黏膜形成的机械或化学刺激不够，直肠内压力达不到阈值，不能引发大脑皮层和神经中枢的调节反射，不能产生便意而引起便秘。其次，食物中纤维素含量是影响排便的一个独立因素。饮食纤维中的戊糖（五碳糖）具有很强的吸水性，会导致粪便量增多，体积增大，可以有效刺激肠道，使内括约肌松弛幅度增大且快，粪便停留时间缩短。反之食物中纤维素含量不足，则使粪便通过肠道的时间延长，形成便秘。每日食物中增加30g的植物纤维可以明显增加肠蠕动，此称为纤维素样效应。

2.精神心理因素

便秘多年来一直被认为与精神心理因素有关，近年来较多的研究也证实了长期焦虑抑郁可以导致功能性便秘，尤其以女性和老年人显著。

随着研究的不断深入，现在普遍认为，精神心理因素所致的便秘多与脑－肠轴功能障碍相关。脑－肠轴包含的基本要素有中枢神经系统、自主神经系统（交感和副交感）、肠神经系统、神经内分泌和神经免疫系统，并且通过脑肠肽在各系统之间传递信息而连接。脑肠肽是小分子多肽，在内脏感觉、运动和分泌的调节中发挥重要作用。自主神经和情感中枢的大脑皮层整合中心位于同一解剖部位，如果焦虑、抑郁、恐惧等长期存在，大脑皮层则持续受到抑制，排便反射下传受阻碍，肠道副交感神经和肌间神经丛被抑制，交感神经活动增加，结肠运动降低，感觉阈值增加，直肠肛管内压力增高。心理情绪中，尤以焦虑可增加盆底肌群的紧张度，从而引起不协调的肌肉运动，从而导致便秘。一方面，长期的精神压力使得大脑皮层兴奋性升高，持续发出激活命令，兴奋位于脊髓前角的 γ 运动神经元，引起梭内肌收缩，加大肌梭传入纤维信号的频率，促使前角 α 运动神经元产生冲动，导致盆底横纹肌出现非自主性的静息性收缩；另一方面，精神焦虑可兴奋大脑皮层的情感中枢，向下兴奋脊髓侧角内的交感中枢，使得节后纤维释放前列腺素 E_2（PGE_2），兴奋肌内化学感受器，再通过传入纤维至 α 运动神经元，促使盆底肌持续收缩。

消极的精神感觉刺激使得横结肠和乙状结肠短期扩张的同时，其感觉阈值也逐渐升高，进而削减粪便对肠壁的刺激。研究表明，便秘型肠易激综合征（IBS-C）的严重程度与患者的焦虑抑郁程度呈正相关。功能性便秘（FC）与IBS-C均是便秘的常见类型，其发病与心理情绪、精神活动密切相关，但也有一定差异性。因此，对便秘患者全面而准确地评估其精神心理状态，对患者实施个体化治疗，是便秘治疗过程中不可忽视的环节。

3.遗传因素

一项利用指纹形式（一种遗传标志）的研究发现，10岁以前发生的功能性便秘与指纹弓数有很强的相关性，提示便秘的发病机制中有遗传因素存在。阚志超等人调查发现功能性便秘患者一级亲属也患慢性功能性便秘的占29.8%，几乎1/3的患者有功能性便秘家族聚集现象。某些患儿似乎生来即有便秘史，其家族亦有便秘史，有学者称其为"素质性便秘"。

4.脑-肠轴因素

脑-肠轴是胃肠道功能与中枢神经系统相互作用的双向调节轴。其中，神经-内分泌-免疫网络是其重要的连接方式。脑-肠轴神经调节功能失调及肛门直肠解剖梗阻是导致出口梗阻型便秘的重要原因。在脑-肠轴中，内脏传入神经是信号的传入环节，可通过与运动神经元的直接沟通来实现肠道局部反射。内脏传入神经末端以裸露的神经纤维形态存在于肠道壁内的肌间神经丛中，具有化学敏感性和机械敏感性。目前已经证实，在直肠壁肌间神经丛中，存在对机械性扩张敏感的神经节内板状末梢（rIGLEs）。肠神经元通过中间神经元与外在的骶部传入神经建立沟通，直肠发出的感觉信号再通过一个三级神经元链传导，最终形成感知意识，由脊髓传入神经通路到骶段脊髓背角，再通过脊髓-丘脑-皮质通路到丘脑和背内侧核，之后投影到后岛叶皮层和背侧前扣带回皮层。理论上从肠道壁（包括感受器）的感觉神经元到大脑皮质，这条通路中的任何一级出现异常都会导致直肠对于刺激的感知障碍，进而诱发便秘。进一步的研究表明，出口梗阻型患者的大脑皮质对内脏感觉信息的处理功能是正常的，而主要是神经传导普遍存在缺陷，导致直肠的低敏感性从而发生便秘。

5.激素、神经递质和其他调节因子因素

（1）瞬时感受器电位香草酸受体亚型1（TRPV1）：瞬时感受器电位香草酸受体亚型1（TRPV1）作为肠道传入神经上的感受器，感受肠腔内的信号，当其表达上调时可导致肠动力障碍。国内研究者发现出口梗阻型便秘患者直肠顺应性明显下降，下段黏膜TRPV1的表达水平增高，可能与直肠感觉异常相关。

（2）胃动素：胃动素为消化道激素之一，是由22个氨基酸组成的多肽，主要由位于十二指肠和空肠上段黏膜内的M细胞分泌。其作用是促进和影响胃肠运动及胃肠道对水、电解质的运输，这种生理作用主要通过激发消化间期肌电活动Ⅲ相，促进胃强力收缩和小肠分节运动，该运动可周期性产生并向小肠远端传播，从而可加速小肠的传递时间，另外胃动素尚有增加结肠运动的作用，故血浆胃动素水平升高，肠道蠕动加速，使肠内容物通过加快。正常人餐后胃动素升高，而便秘患者血浆胃动素水平无明显变化，并且大多数患者倾向于降低。

（3）血管活性肠肽：血管活性肠肽（VIP）又名舒血管肠肽，是神经递质的一种，存在于中枢神经和肠神经系统中。VIP由28个氨基酸组成，主要由肠

道神经元释放。VIP在生物体内具有双重作用，既是胃肠道激素，又是神经肽。VIP功能多样，如扩张心、脑、肝血管，调节脑血流量，降低肺动脉压，降低血压，松弛支气管平滑肌，调节中枢体温、睡眠，刺激催乳素释放等。在消化系统中的主要作用是舒张肠道平滑肌，并使食管下段括约肌、Oddi括约肌、肠道平滑肌、肛门内括约肌松弛，与胃肠道疾病关系密切，是研究胃肠道疾病的重要指标。VIP浓度低，可能引起结肠出现过度的节段性蠕动，使有效推动减弱，长期便秘患者乙状结肠直肠VIP神经纤维减少或缺失，可导致抑制性反射减弱或消失，这些肠段的紧缩甚至痉挛是出口梗阻型便秘的重要原因。此外，VIP可以调节肠道水液代谢，研究发现在人体静脉注射VIP，可导致肠液分泌增加，通过动物实验证实了VIP可上调肠道上皮细胞水通道蛋白3（AQP3）的表达水平，从而增加粪便含水量。

（4）降钙素基因相关肽：降钙素基因相关肽（CGRP）来源于肌间神经丛，对结直肠平滑肌松弛和胃肠感觉神经反射传递起重要作用。实验证明，CGRP能抑制结肠纵行肌和环行肌的自主收缩，抑制直肠纵行肌和肛门内括约肌的收缩，同时实验还提示外周应用CGRP能抑制结肠运动，使排便次数减少，结肠运输时间延长。

（5）生长抑素：生长抑素（SOM）主要由胰岛、胃肠黏膜中的D细胞分泌。此外，在中枢神经系统也分泌有生长抑素。目前有人体实验报道生长抑素可抑制胃固体排空、抑制胃张力性收缩、延长小肠和结肠转运时间。有研究显示，在一些慢传输型便秘患者的结肠黏膜中SOM含量明显上升。SOM还能通过特异受体直接作用于人结肠环行肌细胞，抑制平滑肌收缩。

（6）P物质：P物质（SP）来源于壁内神经丛，是兴奋性运动神经元递质。研究发现80%便秘患者结肠平滑肌中缺乏SP，SP处于低水平会导致肠道运动处于抑制状态，引起慢性便秘。

（7）一氧化氮：一氧化氮（NO）是肾上腺素能非胆碱能神经系统的重要递质，它主要通过抑制L型钙通道，激活大电导钙激活钾通道（BKCa^{2+}）来抑制平滑肌收缩。动物实验发现脊髓损伤后胃肠动力障碍的发生可能与一氧化氮合成酶（iNOS）蛋白的表达增高有关。由此可见，NO含量增多在肠道动力功能紊乱中有重要作用，它可能是慢传输型便秘发生的重要因素。在体研究表明，NO能使结肠平滑肌产生抑制性连接电位，并使平滑肌内的环单磷酸鸟苷（cGMP）浓度升高，从而导致平滑肌舒张，肠运动减弱。

（8）5-羟色胺：5-羟色胺（5-HT）是机体内重要的神经递质和调节物，5-HT对肠动力的调节作用更主要地取决于其受体的不同类型。已知5-HT1A是抑制性受体，而5-HT1P、5-HT3、5-HT4是兴奋性受体，因此，5-HT在功能性便秘中的作用有待从受体水平深入研究。

（9）胆囊收缩素：胆囊收缩素（CCK）是一种广泛分布在动物消化系统、中枢及外周神经系统的脑肠肽，除可以直接作用于胃肠道黏膜，还可抑制乙酰胆碱释放，刺激血管活性肠肽、NO的释放，从而延缓胃肠平滑肌收缩。正常情况下，抑制性与兴奋性调节肽对胃肠道作用平衡，当兴奋作用下降时，同样可导致胃肠动力障碍。

（10）乙酰胆碱：乙酰胆碱（ACh）在胃肠蠕动中具有启动性作用，肠道肌间胆碱能神经元所占比例最大，乙酰胆碱引起平滑肌收缩的效应与其释放量和受体相关。动物实验发现，便秘时乙酰胆碱合成及释放量明显减少，而且肠道胆碱能阳性神经元所占比例下降；同样的结论在人体中也得以证实，便秘患者不仅结肠胆碱能受体最大结合数目明显下降，而且结肠对乙酰胆碱反应性降低；慢传输型便秘患者肠道乙酰胆碱能神经元比例下降。

（11）Cajal细胞：Cajal细胞（ICC）是一种特殊的间质细胞，是胃肠电慢波的发生器及传导者，将来自神经体液系统的刺激传给平滑肌细胞，从而调节胃肠道的运动。研究表明，结肠ICC数量减少、细胞形态改变、细胞间网络结构异常可导致结肠蠕动频率减慢，可能是慢传输型便秘的发病机制。近年来，随着细胞自噬机制的研究，有学者认为ICC细胞内Ca^{2+}超载会引发ICC自噬，从而导致ICC形态与功能异常，这与胃肠动力异常关系密切。然而，ICC在慢传输型便秘发病中的作用仍未阐明，不同类型的ICC的确切功能及其之间的联系，ICC减少的机制以及对肠神经递质的异常影响都有待进一步研究。

（12）水通道蛋白1：水通道蛋白（AQPs）是一类存在于细胞膜上的水通透性蛋白，广泛存在于哺乳动物的各种组织细胞中，在水的吸收、腺体的分泌和细胞内外水的平衡等方面发挥着重要的生理作用。水通道蛋白1（AQP1）作为最早发现的水通道蛋白，参与多个组织器官的病理生理过程。AQP1在消化系统有广泛的表达，其在人肝脏胆管上皮细胞、毛细胆管内皮细胞、胰腺外分泌小管细胞、唾液腺、结直肠都有大量表达，在消化系统的水转运过程中起着重要作用。

AQP1能够让水分子自由通过，但对其他离子和小分子不具有通透性。近年来，随着对水通道蛋白研究的不断深入，有关AQP1在便秘发病中作用机制的研究也逐渐增多，认为其可能参与了便秘的发病过程。动物实验证明，大鼠近端结肠AQP1的表达增高使结肠对水分的吸收增加，从而引起大便干结，排便困难，导致慢传输型便秘的发生。

6.医源性因素

长期服用某些药物，如作用于中枢神经系统（CNS）和外周神经系统（ENS）的药物（如吗啡）、抗胆碱能药物（如阿托品），直接作用于平滑肌的药物（如钙离子拮抗剂）、三环类抗抑郁药物（如阿米替林）、抗震颤麻痹药物（如盐酸金刚烷胺）、抗精神病药物（如氯丙嗪）、某些制酸药（如氢氧化铝）、降压药和利尿药等，会使肠肌松弛，引起便秘。另外长期滥用刺激性泻剂，会破坏肠肌间神经丛，使肠平滑肌萎缩，对泻药产生依赖，形成"泻剂结肠"。

随着研究手段的不断更新，有关便秘发病机制的研究已经从组织、细胞水平走向分子基因水平。对便秘成因的关注也不仅仅停留在器质性改变层面，身心健康与便秘的关联受到越来越多的重视。相信随着研究的深入，便秘的发病机制能够得到更加全面具体的阐释。

第二节　诊治流程

一、便秘的检查方法和评估

便秘的诊断遵循《罗马Ⅳ：功能性胃肠病/肠−脑互动异常》的5个循序渐进诊断步骤，包括临床病史、体格检查、尽量少的实验室检查（甲状腺功能和血钙）、结肠镜或其他检查（有条件时在特定病例中进行）、特殊检查（必要且有条件时进行）。

1.临床评价

（1）询问病史：询问患者大便习惯，诸如频率、粪便性质、排便费力程度、排便不尽感、下坠感，近期有无便血，注意隐血阳性或腹部包块肿瘤等报警症状。

（2）体格检查：全面的体格检查，包含了腹部查体和神经系统查体。腹部查体主要注意有无包块，神经系统相关检查包括会阴部皮肤感觉及提肛反射等，有助于确认系统性疾病所导致的便秘。

（3）肛门指检：肛门视诊和指诊非常重要，包括肛门、直肠及其周围的结构、括约肌张力和收缩力，其结果具有重要提示意义。观察有无由粪便污染所致肛门直肠感染引起的外痔栓塞、表皮息肉、直肠脱垂、肛裂、肛赘、表皮脱落或肛周瘙痒等；指检时感觉到过高的肛门括约肌静息压可能是导致排空障碍的原因，随后嘱患者做排便动作，正常情况下，肛门括约肌和耻骨直肠肌处于松弛状态，会阴下降。如果在此过程中，出现肌肉矛盾收缩或没有会阴下降，这些都提示属于盆底肌肉不协调收缩所致的排便障碍。触诊直肠壁可以发现息肉或包块，并且可以检查是否存在直肠前突或套叠，同时检查者应该重视前突的穹隆中存在粪便的软硬度及患者的感觉，若缺乏便意提示可能存在直肠的敏感性降低。

2.诊断学检查

（1）血液检查：全血计数、生化、血钙、血糖以及甲状腺功能检查，可以排除一些代谢性疾病或其他病理状态，常作为一般性筛查进行应用。我国慢性便秘诊治指南仅对40岁以上有预警症状的患者推荐进行这些检查。报警症状包括：便血、便潜血阳性、贫血、消瘦、明显腹痛、腹部包块、有结直肠息肉史和肿瘤家族史。

（2）腹部X片检查：腹部X片检查对于疑似肠梗阻的患者是一种较为经济的检查手段，可作为临床体格检查的补充，能显示肠腔扩张及粪便存留和气液平面，可确定器质性病变如结肠癌、占位性病变引起的便秘。

（3）钡灌肠：钡灌肠是指采用钡剂灌肠。具体方法是从肛门注入稀释钡剂然后再打入少量气体，使得直肠、全部结肠及盲肠显影。可发现解剖异常，如乙状结肠冗长、巨结肠、巨直肠、肠外压迫、腔内肿块。由于该检查需要患者暴露在射线下，因此若不存在报警症状，不推荐常规行该检查。

（4）X线排粪造影：X线排粪造影是利用计算机辅助成像技术，向患者直肠内注入150ml造影剂，受试者坐位将其排出，观察其肛管直肠部形态和排粪过程、速度和排空率，并适时摄片，测定并分析其影像学表现，从而进行诊断。排粪造影可以很好的评价直肠形态异常，同时根据造影剂排出的速度与程度推测功能性异常。可用来诊断：肛提肌无力、肠黏膜套叠、直肠前突等。操作时将造影剂灌入受试者直肠、结肠内后摄腹部正立位片，观察患者有无结肠冗长。后嘱患者坐位，摄静位片、提肛片、力排片和黏膜相片。若力排相见"鹅头征"可诊断为直肠前突；黏膜相见黏膜皱襞扭曲可诊断为肠黏膜套叠；力排相及黏膜相凹陷低点距肛管口上≥4cm，可诊断为盆底松弛并可行保守治疗，若≤2cm为手术指征；若力排时大部分钡剂被痉挛的"U"字型耻骨直肠肌横挡于其上，即为"搁架征"，为诊断耻骨直肠肌痉挛综合征的典型征象。

《罗马Ⅳ：功能性胃肠病/肠-脑互动异常》提出了对于排粪造影的质疑，内容如下：一些改变（直肠套叠、直肠前突）也可见于无症状的对照患者；量化的正常参考数据有限；直肠形态的多变性导致一些参数无法可靠测量；对比剂的形状不够接近于粪便；观察者间的差异；辐射暴露严重。我们认为这些质疑都是合理的。目前排粪造影是诊断便秘最常用、最简单、最可靠的方法，暂时还没有其他方法可以代替。虽然排粪造影被定为低质量证据（1C级），但是在便秘的诊断中，还是强烈推荐排粪造影，因为从中的获益明显超过风险和负担。

（5）磁共振排粪造影：磁共振排粪造影可用于评估肛门直肠功能紊乱。这是唯一一种能够同时评价整个盆底解剖和运动情况的检查。磁共振直肠内线圈检测可以显示超声不能发现的肛门外括约肌改变。动态磁共振不仅能区别直肠壁套叠和全层脱垂，还能够显示整个盆底的运动情况。与传统的X线排粪造影比较，磁共振可以多个平面成像、无X线辐射、有较好的软组织对比。虽然磁共振排粪造影具有较高的诊断价值，但是由于花费昂贵，缺乏统一的诊断标准，因此限制了其临床应用范围。

（6）电子肠镜：电子肠镜能够在直视下排除黏膜病变。美国胃肠内镜协会提出的指南，如果出现警报症状需行结肠镜检查：便血、便潜血阳性、缺铁性贫血、体重下降、梗阻症状、新发症状、直肠脱垂、50岁以上的先前未受结肠癌筛查的受检者。尚无证据支持在没有报警症状的便秘患者中常规进行结肠镜检查。

（7）结肠传输试验：结肠传输试验是诊断结肠运动功能的重要方法之一，被广泛用于诊断（STC），其中包括3种方法。

1）不透X线标记物法：患者口服标记物，并在之后的24h、36h、72h分别拍摄X线片。通过观察不同时间标记物在结肠中的运输情况，对患者的结肠传输功能做出评估。若第72h摄片后发现肠道内未排出的标记物>20%（即排出量<80%），说明肠道传输功能异常。通过观察标记物在肠道中的分布情况，也可用于推测患者的便秘类型，STC未排出的标记物大多分布在乙状结肠以上，OOC多位于乙状结肠、直肠，IBS-C主要在右半结肠。

2）闪烁照相法：患者口服包裹同位素的胶囊，到达结肠或末端回肠后胶囊的外衣会溶解，接下来在特定的时间节点拍摄照片，同位素存留越多，结肠传输越慢。尽管此方法也很可靠，重现性很好，但因为昂贵、耗时长导致临床应用较少。

3）无线动力胶囊（wireless motility capsule，WMC）：该技术近年来刚刚应用于临床，为评估结肠传输功能提供了全新的无创检查方法。通过胶囊记录胃肠道中的pH值变化，可判断胃排空时间、同时还能监测胃肠道内的压力、温度。WMC对于评估结肠和全肠道的传输时间与不透X光的标记物检查法有高度一致性，并且在诊断（STC）中具有高特异度。

（8）结肠压力测定：结肠压力测定可完整评估结肠在各种状态以及药物刺激后的全部肌肉活动。目前测压导管的放置有3种方法：经鼻插管，将探头带入结肠；引导导丝辅助放置探头；逆行性直接置入探头。操作较为繁琐，WMC的出现有望取而代之。

（9）肛门直肠压力测定：肛门直肠压力测定目前主要有水灌注式测压法和固态测压系统。

水灌注式测压法已经是一项较为成熟的应用并广泛研究排便障碍的方法。通过向纳入肛内的球囊注水测得肛管直肠内压，通过压力换能器将压力转变为电信号，后经计算机处理识别进行定量分析，以此评估肛管直肠功能。

固态测压系统又称高分辨率测压，是带有256个环周排列的感受器的高清晰测压装置，外直径与水灌注式测压导管相当。大量紧密排列的感受器提供了更多的压力信息，故测压结果更为准确，同时重现性也较水灌注式测压的结果更好，还可实现3D显示，能提供肛门括约肌的功能和解剖信息。固态测压能够同时监测直肠、肛管的压力，从而使排便协同失调的特征显现更加明显。

常用检测指标包括：肛管静息压、最大收缩压、舒张压，排便弛缓反射、直肠肛管收缩与抑制反射，直肠感觉阈值、最大耐受量和直肠顺应性等。可根据肛门直肠测压结果将排便协同失调大致分为4类：①直肠有足够的推进力（直肠内压≥45mmHg），伴有肛管内压反常升高；②直肠有足够的推进力，伴有静息状态下肛门括约肌压力松弛<20%；③直肠推进力不足（直肠内压<45mmHg），伴有肛管内压反常升高；④直肠推进力不足，伴有静息状态下肛门括约肌压力松弛<20%。

值得注意的是有部分健康受试者在检查室的环境下，试图排便但不能正常放松耻骨直肠肌和肛门括约肌。毕竟排便是相对复杂的个人行为，故该检查难免出现假阳性。

（10）球囊逼出试验：球囊逼出试验用于评估受试者排出粪便的能力。具有设备简单、易操作的优点，有利于基层医院推广使用。操作时，将球囊置入受试者直肠壶腹部，向球囊内注水或充气，询问受试者有无便意，如有便意感，嘱其做排便动作将球囊排出，同时用秒表计时至排出时间，如球囊排出时间≥5min为阳性。该检查对功能性出口梗阻型便秘有辅助诊断意义，对区分出口梗阻类型有参考价值，对耻骨直肠肌综合征诊断有重要参考价值。

（11）盆底肌电图：盆底肌电图可分为针式肌电图和表面肌电图（surface electromyography，sEMG）。由于表面肌电图检测方法的无创性、简便性，目前被广泛采用。表面肌电图是通过记录肌肉的生物电活动，来判断神经肌肉功能变化的一种检测方法，主要检测耻骨直肠肌、肛门外括约肌等盆底横纹肌。其采用经肛门/阴道电极记录盆底横纹肌潜在运动电位，通过分析肌电的波幅、变异性、运动肌纤维类型等来诊断和评估盆底肌功能异常。该方法对排便障碍型便秘的诊断有重要意义，并可以根据盆底表面肌电评估的分析结果，制定不同生物反馈治疗方案，并监测治疗效果。

总之，详细的病史采集是诊断便秘重要的第一步。肛门指检可以有效提供括约肌压力、不协调排便和粪便嵌顿等信息。对报警症状的便秘患者推荐血液常规检查和肠镜。尽管结肠传输试验仍没有标准化的诊断标准，但是其对便秘的诊断有重要参考意义。肛门直肠压力测定对于诊断不协调排便和选择接受生物反馈的患者是首选检查。X线排粪造影和磁共振排粪造影对于诊断疑似直肠脱垂或直肠排空不全的患者有益，并且能同时观察整个盆底结构与功能的变化。球囊逼出试验可以明确反映排出功能，但是不能单独用于诊断。这些诊断方法可以区分功能或结构异常导致的便秘，并且可以明确临床疑似病例及识别难治性肠道症状的病因。但没有一种检查可以单独做出明确诊断，因为便秘是复杂的多因素参与的病理生理过程。

二、各类型慢性功能性便秘的诊断

各类型慢性功能性便秘的诊断较复杂，根据2006年国际功能性胃肠病罗马Ⅲ标准、2013年《中国慢性便秘诊治指南》和2018年《罗马Ⅳ：功能性胃肠病/肠–脑互动异常》，整理如下。

（1）a.①有排便费力、排便为块状或硬便、排便不尽、肛门直肠梗阻和（或）阻塞感、需要手助排便等症状（以上各项症状发生率均≥25%）；②排便少于3次/周。

b.不用缓泻药几乎没有松散大便。

c.诊断条件不充分。（注：若符合条件a②，则a①各症状中有一项符合即可；若不符合条件a②，则a①各症状中必须有两项或以上符合，诊断前症状出现时间≥6个月，最近3个月有症状发作。

（2）a.结肠传输试验：96h≥4粒，且运输指数≤0.4。

b.变现为长期排便次数减少，缺乏便意。

（3）a.检查结果中存在排出障碍的证据。

b.盆底肌肉（肛门括约肌或耻骨直肠肌）不协调收缩或基础状态下括约肌压力松弛<20%。

c.直肠推进力不足。（注：至少满足以上两项）

（4）盆底肌肉协调收缩或基础状态下括约肌压力松弛<20%。有足够的推动力。

（5）推进力不足且伴有盆底不协调收缩，基础状态下括约肌压力松弛<20%。

（6）a.症状在排便后缓解。

b.存在排便频率的异常改变。

c.存在便质的改变。（注：至少同时满足以上两条；每个月≥3天有反复发作的腹痛不适；疼痛或不适出现的频率≥每周2天）

（7）硬便或块状便占比≥25%，稀便（糊状便）或水样便占比<25%。

如诊断慢传输型便秘，需满足（1）和（2）；功能性排便障碍需满足（1）和（3），在此基础上同时符合条件（4）即可诊断为不协调性排便，同时符合条件（5）即可诊断为排便推进力不足；诊断便秘型肠易激综合征需满足（6）和（7）；满足（1）和（3）a可诊断出口梗阻型便秘；结合临床表现、指诊和实验室检查，若球囊逼出试验阳性，测压排便弛缓反射异常，或排粪造影的力排相肛直角无变化或减小，可诊断为盆底失弛缓（UPF）；若排粪造影显示直肠前突、会阴下降、内脏下垂、盆底疝、直肠内套、直肠黏膜前壁脱垂、骶直分离、直肠骶曲等8种X线表现中的3种以上，可诊断为盆底松弛（RPF）。

三、便秘的非手术治疗和手术治疗

1.非手术治疗

（1）一般治疗：合理规律饮食，多食用水果蔬菜，增加膳食纤维的摄入，多饮水；养成每日定时排便的习惯，生活起居要规律，适当进行体育锻炼；生活中注意心理疏导与自我调节，保持心情愉快放松。

（2）药物治疗

通便药：①容积性泻药：包含欧车前、聚卡波菲钙片、甲基纤维素和麦麸。这类药物易吸水膨胀使得肠道大便内水分增多，容积增加，利于排便。②渗透性泻药：聚乙二醇和乳果糖在临床较常用。此类药物较难被肠道吸收，可在肠道内形成高渗环境，粪便吸水增加，容积增大，促进排便。③刺激性泻药：包括含蒽醌类化合物的药物（大黄、番泻叶、芦荟等）、果导和比沙可啶等，本身或其代谢物可刺激结肠黏膜的感觉神经末梢、肌间神经丛，增加肠蠕动，促进排便。通常作为临时使用的通便药物或用于肠道检查前的清肠准备。滥用刺激性药物，易引起"泻剂结肠"，不主张将其作为治疗慢性便秘的常用药物。药物选择的循证证据见表1。此外，关于慢性便秘的药物治疗，《世界胃肠组织全球便秘指南》还强调了药物的分级治疗，具体见表2。

促动力药：主要为5-HT4受体激动剂，西沙比利、替加色罗等因有潜在的心血管方面不良反应而相继退市，新型促动力剂琥珀酸普芦卡必利安全且易被耐受，其与肠肌间神经丛5-HT4受体结合后，能增加胆碱能神经递质的释放，刺激结肠产生高幅推进性收缩波，有效促进结肠运动。

促分泌药：包括氯离子通道激活剂鲁比前列酮和尿鸟苷素和鸟苷酸环化酶-C受体激动剂利那洛肽。以上药物可通过刺激肠液分泌间接影响结肠动力，促进排便。

调节内脏感觉药：胰高血糖素受体激动剂、氯离子通道激动剂均可在改善IBS-C患者便秘症状的同时缓解腹痛症状；阿片受体激动剂、胰高血糖素样肽-1类似物、胆囊收缩素受体拮抗剂、苯二氮类受体调节剂可主要用于缓解IBS患者的腹痛症状。

灌肠药和栓剂：通过肛内给药，润滑肠壁，软化粪便，适用于粪便嵌塞或慢性便秘患者的临时治疗。临床常用的有甘油灌肠剂、开塞露等。

表1 部分通便药物的循证医学证据

分类	药物	证据等级和推荐水平
容积性泻药	欧车前	Ⅱ级，B级
	聚卡波菲钙	Ⅲ级，C级
	麦麸	Ⅲ级，C级
	甲基纤维素	Ⅲ级，C级

续表

分类	药物	证据等级和推荐水平
渗透性泻药	聚乙二醇	Ⅰ级，A级
	乳果糖	Ⅱ级，B级
刺激性泻药	比沙可啶	Ⅱ级，B级
	番泻叶	Ⅲ级，C级
促动力药	普卢卡必利	Ⅰ级，A级

表2　慢性便秘药物治疗的级联化流程

	第一级：有限的资源	第二级：中等的资源	第三级：充足的资源
A	膳食建议（纤维素和水）	膳食建议（纤维素和水）	膳食建议（纤维素和水）
B	纤维素补充剂	纤维素补充剂，欧车前	欧车前、乳果糖
C	镁乳剂（氢氧化镁溶液）	镁乳剂、乳果糖、聚乙二醇	聚乙二醇或鲁比前列酮
D	短时使用刺激性泻剂（比沙可啶、番泻叶）	短时使用刺激性泻剂	促动力药（普卡洛必利）
E	/	/	刺激性泻剂（比沙可啶、匹可硫酸）

（3）心理治疗：心理治疗包括支持疗法、认知行为治疗、放松治疗等。支持疗法是在与患者沟通的过程中，采取劝导、启发、支持、同情、保证等方式，为患者分析当前病情，强调功能性便秘的可治性，使患者正确面对心理压力等。认知行为治疗是了解患者的认知特点与症状诱发因素，并对易成为应激源的负性事件的不良应对方式进行认知干预，降低不良事件或情绪对便秘症状的影响。放松疗法则是通过训练让患者有意识地控制自身的心理生理活动，达到心身放松的目的。若患者有严重焦虑或抑郁情绪，经上述治疗无效，应考虑针对心理障碍的药物治疗，但在治疗过程中应充分考虑药物的副作用，避免患者便秘情况加重。

（4）生物反馈治疗：生物反馈实际是一种行为和心理治疗，通过肛管直肠压力传感器、肛门内或会阴表面肌电电极，将压力或盆底表面肌电信号处理成图像形式，在屏幕上显示，让病人感知并学会控制盆底肌。盆底生物反馈治疗的适应证：①不伴有明显脏器脱垂的盆底松弛型便秘患者；②非完全神经源性的盆底失弛缓型便秘患者；③依从性好的患者；④愿意改变不良的饮食和生活习惯，配合治疗的患者。目前，生物反馈治疗肛肠疾病的专家共识认为，生物反馈短期和长期治疗便秘和排便功能紊乱为A级推荐。

（5）骶神经刺激疗法：骶神经刺激（SNS）是一项适合经保守治疗无效，括约肌结构正常的排便障碍患者的微创疗法。该方法既往主要用于治疗排尿障碍，20世纪90年代起逐步用于治疗排便障碍和大便失禁。患者首先要进行临时电极测试，具体操作是将穿刺针刺入骶后孔（S_3）中，接触式刺激穿刺针，根据患者应答确定位置后，插入电极。若患者经临时治疗效果明显，可考虑将电刺激器永久植入。SNS通过刺激骶神经，人为激活神经通路，影响骶神经支配的效应器官。多项研究发现SNS可加速患者肠道运动、提高直肠感觉阈值、增强结直肠动力。欧洲专家共识认为骶神经刺激调节治疗大便失禁和便秘是安全有效的。

（6）排便训练：排便训练主要针对功能性排便障碍的患者，现有的排便训练包括球囊训练、扩肛疗法、腹部按摩等。球囊训练是利用简易的压力生物反馈训练装置，帮助患者进行排便反射、肛门肌肉协调性、盆底肌力及肛门直肠感觉的训练。扩肛疗法为使用漏斗状扩开器扩肛，并在温水中坐浴，此法可降低肛管张力，使肛门括约肌松弛。腹部按摩则是用掌根推法顺时针按摩小腹，增加肠动力。这些方法简便易学，装置简单，适合家庭训练，也可作为辅助治疗或常规治疗后疗效的巩固。

2. 手术治疗

慢性便秘患者在经过一段时间严格正规的非手术治疗后大多疗效明显，情况好转。但有少数患者有明确的解剖或功能异常需要进行手术治疗。术前应与患者进行沟通，交代患者术后可能存在一定的复发率和并发症发生率，并行全面必要的检查，有针对的选择手术方式。

（1）慢传输型便秘（STC）的外科治疗：经结肠传输试验证实结肠传输时间明显延长，系统非手术保守治疗无效，严重影响日常生活工作的STC患者，建议采用外科手术治疗。STC手术方式主要有以下几种：①全结肠切除回直肠吻合术：是改善排便困难最有效的式式，但术后会出现一定的并发症。②结肠次全切除术：主要重建方式包括顺蠕动升结肠或盲肠直肠端吻合术和逆蠕动盲直肠吻合术，保留回盲部是为了保留回盲瓣的功能，可有效减少术后并发症，保留回盲部的长度应根据盲直肠吻合部位和方式的不同来掌握。③结肠旷置术：对于老年及不能耐受大手术的STC患者，国内率先采用结肠旷置术，并演变出多种不同的术式可供选择。④回肠造口术：对于行结肠旷置术后出现盲袢综合征者、年大体弱的STC患者可建议采用回肠造口术。

腹腔镜手术因具有创伤小、术后恢复快、住院时间短且具有美容效果等优点，被广泛地应用于STC的治疗。

STC手术后可能出现一些并发症，主要包括：①粘连性肠梗阻：多发生在结肠（次）全切除术后。手术创面腹膜化、应用防粘连的药物与制剂及运用腹腔镜技术等可降低肠梗阻发生率。②腹泻：多在2周至3个月间逐渐缓解。腹泻严重者可应用思密达或易蒙停等止泻药物治疗。③腹痛、腹胀：可能与小肠蠕动过快、结肠次全切除术中保留结肠过长、结肠旷置后盲袢综合征等有关。④便秘复发：主要因手术切除结肠范围不够、混合性便秘未纠正OCC等导致。⑤手术创面淋巴漏：保持引流通畅是治疗关键，经2~3周多可自行闭合，手术创面的腹膜化和应用超声刀游离可减少淋巴漏的发生。

STC手术指征：①符合罗马Ⅲ诊断标准；②结肠传输试验明显延长；③经过2年以上的系统非手术治疗无效；④排粪造影或盆腔四重造影能够明确有无合并出口梗阻型便秘；⑤钡灌肠或结肠镜检查排除结直肠器质性疾病；⑥严重影响日常生活工作，患者强烈要求手术；⑦无严重的精神障碍。

（2）出口梗阻型便秘（OOC）的外科治疗

直肠内脱垂：直肠内脱垂的手术分为经肛门手术和经腹直肠悬吊固定术。经肛门手术包括经肛吻合器直肠切除术（stapled transanal rectal resection，STARR）、吻合器痔上黏膜环切钉合术（procedure for prolapse and hemorrhoids，PPH）、直肠黏膜纵行折叠术加硬化剂注射术。经腹手术包括各种直肠悬吊固定手术如直肠腹侧固定术等。手术指征：①OOC症状明显；②经严格的非手术治疗包括提肛锻炼、饮食调节、软化粪便、适当应用缓泻剂及生物反馈治疗等无效；③排粪造影检查显示明显的直肠内脱垂。

直肠前突：直肠前突修补术主要包括经直肠、阴道及会阴3种入路。经直肠入路手术包括STARR、经肛腔镜切割缝合器直肠前突修补术（Bresler术）；经阴道直肠前突修补术；经会阴直肠前突修补术，常同时进行肛提肌成形术，可改善并存的肛门失禁症状。直肠前突手术指征：①前突深度应>3cm；②排粪造影显示直肠前突内有造影剂存留；③有明显OOC症状；④需要用手辅助排便。单纯的直肠前突少见，常合并有直肠内脱垂。对直肠前突合并直肠内脱垂的患者，可选择STARR或经腹直肠悬吊固定术，但术前合并肛门失禁者应慎用

STARR。对盆底腹膜疝常伴有直肠内脱垂的患者，建议经腹直肠悬吊固定的同时，抬高盆底腹膜，修复盆底疝。

盆底疝：盆底疝往往同时伴随直肠内脱垂，处理方法同直肠内脱垂全层套叠，但重点是盆底抬高，修复盆底疝。

耻骨直肠肌痉挛综合征（puborectalis syndrome，PRS）：也称为盆底肌痉挛综合征，是指排便时耻骨直肠肌异常，或反常收缩，或不能松弛的行为障碍。本病易诊断却难以治疗，建议以生物反馈结合扩肛治疗为主，也可以采用A型肉毒毒素注射法，手术应慎重。可选择的手术方法有经肛门或骶尾入路的耻骨直肠肌束切断术和闭孔内肌筋膜耻骨直肠肌融合术。手术指征：①经排粪造影和肛肠肌电图诊断为耻骨直肠肌痉挛；②排便困难，症状严重。

便秘外科诊治指南2017版中尤其说明，外科手术治疗后务必重视采取非手术治疗的措施，以便巩固治疗效果，防止便秘症状复发。

四、分级诊疗策略

针对慢性便秘应有分级诊疗的意识，在降低不必要的检查费用的基础上使便秘患者得到合理有效的治疗（图7）。

1.一级诊治

对于轻、中度便秘患者应进行2~4周的经验性治疗，具体包括：认知治疗、调整患者不良生活方式、教导患者慎用易引起便秘的药物，或根据患者便秘的症状分型选用不同的药物。在治疗之前需仔细询问病史、进行体格检查、肛门指诊，并化验大便常规、大便潜血。如果检查结果存在问题，或者是患者年龄>40岁并有报警症状者应作进一步检查，如生化检查、结肠镜或结肠造影等，以明确是否有器质性病变，并作相应处理。

2.二级诊治

若经2~4周经验性治疗后，患者疗效不明显或者无效，则需要通过结肠传输试验、肛门直肠测压、球囊逼出试验等相关检查判断患者的便秘类型，选取不同治疗方案，并要对患者进行初步的心理状态评估。

慢传输型：主要采用药物治疗，使用容积性泻剂、渗透性泻剂、促动力剂。

排便障碍型便秘：主要进行生物反馈治疗，并配合家庭排便训练。

正常传输型便秘：主要使用渗透性泻剂、调节感觉功能。

混合型便秘：先行生物反馈治疗和排便训练，无效时加用容积性泻剂、渗透性泻剂、促动力剂。

3.三级诊治

若患者根据二级诊治依然疗效甚微，应重新评估患者的情况，询问患者是否已经改正了不合理的生活和排便方式、有无遵从医嘱进行服药或训练等，并通过排粪造影等影像学检查患者有无结肠、肛门直肠形态异常，或通过结肠压力检测等进一步了解患者排便功能，对有手术指征的患者行外科手术治疗。必要时请心理科进行会诊，评估患者心理状态，形成个体化综合治疗。

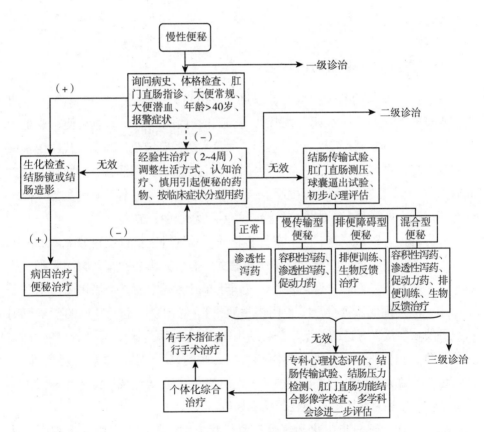

图7　慢性便秘三级诊治流程图

第四章
针灸治疗便秘的临床经验

一、针灸治疗便秘的古代经验

针灸治疗便秘的最早记载，可以见于《内经》。如《灵枢·杂病》有"腹满，大便不利……取足少阴""腹满，食不化，腹响响然，不能大便，取足太阴""心痛，腹胀，啬啬然，大便不利，取足太阴"等记载，提示古代医生不仅认识到便秘是腹部疾病中的一个主要症状，而且还发明了针灸治疗便秘的方法。此后，《针灸甲乙经》《针灸资生经》《针灸大成》等针灸专著都有针灸治疗便秘的专门记载，展现了丰富的诊疗经验，并不断优化治疗方案。

一方面，各医籍从寒、热、虚、实性质等角度进一步将便秘分类。如《内经》中认为便秘与脾胃受寒、肠中积热有关，有"太阴之厥，则腹满䐜胀，后不利，不欲食"（《素问·厥论》）"热气留于小肠，肠中痛，瘅热焦渴，则坚干不得出，故痛而闭不通矣"（《素问·举痛论》）等记录。金元时期的李东垣则认识到便秘与饮食劳逸的关系，并且指出便秘不可妄用泻药，有"若饥饱失节，劳役过度，损伤胃气，及食辛热厚味之物，而助火邪，伏于血中，耗散真阴，津液亏少，故大便燥结"（《兰室秘藏·大便结燥门》）等记载；清代唐容川在其《血证论》中还总结了瘀血便秘的病因病机。

另一方面，进一步优化和规范针灸治疗方案。其中，穴位选择方面，从《内经》主张用下肢足三阴经穴治疗大便不利，发展到《针灸甲乙经》补充了手少阳三焦经穴、腹部的治疗穴位。唐代孙思邈进一步扩大了治疗用穴，用穴涉及足阳明胃经下肢部穴位，以及腹部穴位、腰骶部穴位等。操作技术方面，从《内经》时代主要以针刺操作为主，发展到唐代孙思邈使用灸法治疗本病，并进行总结，如"治大便难法，灸第七椎两旁各一寸，七壮……又，灸承筋二穴三壮。又，灸大都随年壮。又，灸大敦四壮；大便闭塞，气结，心坚满，灸石门百壮"（《千金翼方·脾病》）等。宋代王执中还发明了隔中药药饼灸的方法，如"腹中有积，大便秘，巴豆肉为饼，置脐中，灸三壮即通"（《针灸资生经·大便不通》）等记录。

可以发现，古代医生认识便秘，是一个从临床症状处理到一个独立病症诊疗的演变过程，并且有寒、热、虚、实等进一步的分类，并不断完善和规范针灸诊疗方案。但是，限于当时对人体解剖、生理病理等认识的局限，并没有基于形态结构的深入认识和诊治分类。

近代西学东渐以后，针灸诊治便秘的思路和方法发生了很大的变化。如近现代针灸大家承淡安先生将便秘分成肠弛缓症、习惯性便秘、肠狭窄症，并总结了针灸治疗不同类型便秘的穴位和操作方法，即有"肠弛缓症（旧称大便虚秘）取三焦俞、气海俞、大肠俞、天枢、大横、腹结、中极、支沟、足三里、大敦。每日用小艾炷灸治，或予轻刺激之针法，或用药艾灸条，作持久之针灸有效。习惯性便秘（旧称血虚便秘）取大肠俞、小肠俞、中髎、天枢、肓俞、外陵、水道、支沟、足三里、承山、太白。每日或间日中等强度刺激。肠狭窄症（旧称脾约）取气海俞、大肠俞、上髎、天枢、气海、大巨、水道、上巨虚。每日作轻浅之针刺，或以皮肤针在腰椎骶骨两侧，脐眼直下之中线与天枢直下之侧线，及下肢胫骨外侧，每日作三次来回之捶击，持续一个月"（《中国针灸学》，1955年）。承淡安将便秘分为肠弛缓症和习惯性便秘，并据此拟定不同的针灸处方，极具创新性。对便秘治疗，不仅选穴主要集中在下腹部和腰骶部，而且同时要求患者常做腰骶、小腹按摩，颇具个性。取穴配以适当的远部腧穴，用穴数量多，范围广。

现代针灸临床家邱茂良在1952年出版的《针灸与科学》的《攻下法》一节中记载针灸治疗便秘"考古书所言各穴之主治大便不通，除上述外，复有天枢、气海、大肠俞、长强、照海等穴。其中天枢、气海深刺时，则直接刺激肠管，使蠕动增剧以排便；长强则作用于直肠；大肠俞则由交感神经之介达而影响于肠管；照海则为诱导作用，与三阴交同义，此理之可解而用之有验者。去夏（1937年）黄岩酉乡某君，病后胃纳大旺，而大便旬日不通，腹部胀满疼痛，肛门重坠，不能端坐，势颇危急，星夜召余往诊，诊察之余，知为宿便日久，肠管因之发炎，而直肠为尤甚，故觉胀痛重坠也，为之刺大肠俞、中膂俞、天枢、三里四穴，针后半小时，大便畅行，诸恙顿减。附志于此，以作参考。治大便不通起于病后，属津液不足者：支沟、三里、三阴交。右三穴之支沟、三阴交应用轻刺激法，三里则用重刺激法。治大便秘结，腹中胀痛拒按，肛门重坠，或因其他病毒阻滞肠中，欲便不能者：气海、天枢、大肠俞、长强、照海、足三里。右六穴应用强刺激法，施术时令病者鼓气下行以助针力，约两小时后仍不通者，可再施针。惟便秘多有其他兼症，如身热者，宜分别原因，予以退热；小便不利者，参看下篇利尿法，予以通利等配合治疗，方收全功"（《针灸与科学》，1952年）。

其在之后1956年出版的《内科针灸治疗学》中专有《便秘》一节，并首次在针灸专著中将慢性习惯性便秘分成两类：即"习惯性便秘，又称慢性便秘，由于大肠机能减弱或由于大肠运动失调所致。这是一种以便秘为主症的持久的独立疾病。由大肠机能减弱所致者，称减动性或弛缓性便秘；由大肠运动失调所致者，称错乱性或痉挛性便秘（《内科针灸治疗学》，1956年）"。在古代辨证论治思维模式的基础上，针灸界开始关注便秘的病理解剖学基础。

到1979年世界卫生组织将便秘列为针灸治疗的适应证之一。标志着针灸作为中医治疗体系中的重要组成部分，其应用于便秘的治疗受到了世界范围内的认可。

二、针灸治疗功能性便秘的现代经验

现代针灸诊治便秘的思路和模式，在针灸教育和传承方面，仍然遵循辨证论治的思路和模式。如现代各版《针灸学》教材中，针灸诊治便秘多按热结、寒凝、气滞、虚秘等不同性质类型辨证论治，如热秘大多选取合谷、曲池、腹结、上巨虚、内庭以通腑泄热；气秘多选取中脘、气海、行间、阳陵泉、太冲以降气通便；治疗虚秘多选脾俞、胃俞、足三里、三阴交、大肠俞、关元为主，以益气通络通便；冷秘针刺气海、照海、石关、关元俞、肾俞以温补肾阳。总之，针灸治疗便秘在选穴上充分体现"气至病所"的特点，以腹部穴位为主，直接刺激病变部位；也可在经络理论指导下远端取穴间接刺激病变部位；背俞穴具有内合脏腑的特点，也是便秘常用穴，可调节肠腑功能，缓解便秘症状。

除了取穴多样性，针灸治疗在方法上也是多种多样。常见的有毫针针刺、芒针刺法、穴位埋线、穴位注射、耳穴压丸、穴位贴敷（包含天灸）、眼针疗法、隔物灸等。

1.芒针刺法

芒针是由古代九针之一的长针演变而来，《灵枢·九针十二原》记载："九针之名，各不同形……八曰长针，长七寸。"现代的芒针是一种特制的长针，一般用极细而富有弹性的优质不锈钢丝加工而成，因其形状犹如麦芒，故称之为芒针。芒针的结构与毫针相同，分为针尖、针身、针柄、针尾4个部分，其针体长度约为75~150mm（3.0~6.0寸），也有长度在150mm以上的，这样就具备了进针较深的特点。

（1）操作方法

1）进针：首先要求刺手和押手密切配合，刺手执针，使针尖抵近穴区皮肤，再放上押手。两手同时用力，刺捻结合，迅速进针，透过皮表，然后在两手配合下轻捻缓进，送针至所需的深度。其中弯刺为芒针特有刺法，用于直刺或斜刺等均难以达到深度要求的穴位。弯刺法又称弯相刺法，是根据穴位的不同解剖情况而灵活使用。由于弯刺法是针体在穴位组织结构内暂时弯曲，故须选用新的质量好的针具，一般不留针，如需留针，则严格要求患者保持原有体位。

2）行针：芒针刺到一定深度后，为了加强得气感应，应如法运针。运针时应押手与刺手灵巧配合；刺手以拇指与中、食指相对挟持针柄，小幅度前后快速捻转，而押手食指轻轻向下循按针身，如雀啄之状。为扩大感应，提插范围可略大，动作宜配合默契，频而细，轻而柔，不要损伤脏器或引起患者不适感。

3）出针：芒针多不留针，透穴可适当留针3~15分钟。出针时，亦需刺手和押手配合，顺刺入之方向缓缓退出，用消毒干棉球按压针孔片刻，取针后，宜令患者在诊室内休息数分钟后离开，以防不测。

（2）注意事项

1）对初次接受芒针治疗的患者，应耐心做好解释工作，消除恐惧心理。同时，选穴宜少，手法宜轻。

2）芒针刺入穴位后，告诫患者不可变动体位，以免造成弯针、滞针或折针。

3）背、胸及内有重要脏器部位如心、肺、肝、脾的体表投影处，宜采用平刺，禁用直刺。

4）针刺时手法必须缓慢，切忌快速提插，容易造成血管或器官组织损伤，如针尖遇到阻力，必须退针或改变方向再进针。

5）过饥、过饱、过劳、醉酒、年老体弱、孕妇儿童，以及某些不能配合治疗者忌用芒针治疗。

芒针针刺疗法常常应用于慢传输型便秘，可单一取穴：中脘、天枢，进针深度视患者形体胖瘦而定，通常3~5寸（75~125mm）针，也可在此基础上配合毫针针刺，取穴足三里、上巨虚、下巨虚等。

2.穴位埋线

穴位埋线，是指根据针灸学理论，将医用羊肠线埋入相应穴位，持久、柔和地刺激穴位，通过疏通经络气血以治疗疾病的一种方法。2005年，国家卫生部（现国家卫健委）对中医穴位埋线予以了充分肯定，并将其列为"百年百项中医适宜技术推广项目"之一。

穴位埋线后，线体在体内软化、分解、液化和吸收的过程中，对穴位产生的生理、物理及化学刺激可长达20天或更长时间，从而对穴位产生一种缓慢、柔和、持久、良性的"长效针感效应"，长期发挥疏通经络的作用，达到"深纳而久留之，以治顽疾"的效果。穴位埋线，每20~30天治疗1次，避免较长时间、每日针灸之繁琐和痛苦，减少就诊次数。因而，穴位埋线是一种长效、低创伤的针灸疗法，特别适用于各种慢性、顽固性疾病以及时间紧和害怕针灸痛苦的患者。

（1）操作方法：常规消毒局部皮肤，镊取一段1~2cm长、已消毒的羊肠线，放置在腰椎穿刺针针管的前端，后接针芯，左手拇指绷紧或捏起进针部位皮肤，右手持针，刺入到所需深度；当出现针感后，边推针芯，边退针管，将羊肠线埋植在穴位的皮下组织或肌层内，针孔处敷盖消毒纱布。

（2）注意事项

1）埋线疗法所采用的针具及线体均为一次性医疗用品，保证一人一针，用后按规定销毁，避免医源性交叉感染，保证安全卫生。

2）埋线后局部出现酸、麻、胀、痛的感觉是正常的，是刺激穴位后的得气反应。体质较柔弱或局部经脉不通者更明显，一般持续时间为2~7天左右。

3）埋线后6~8小时内局部禁沾水，但不影响正常活动。

4）局部出现微肿、胀痛或青紫现象是个体差异下的正常反应，是由于局部血液循环较慢，因局部对线体的吸收所致，一般7~10天即能缓解，不影响疗效。

5）体型偏瘦者或局部脂肪较薄的部位，因穴位表浅，埋线后可能出现硬结，不影响疗效，但可存在吸收缓慢，一般1~3个月可完全吸收。

6）女性在月经期、妊娠期等特殊时期尽量不埋线，对于月经量少或月经后期的患者可由医生视情况予以埋线。

7）皮肤局部有创伤处不宜埋线。肺结核活动期、骨结核、严重心脏病、瘢痕体质及有出血倾向者均不宜使用此法。

穴位埋线常应用于慢传输型便秘和便秘型肠易激综合征，常见取穴：天枢、大肠俞、上巨虚、足三里、气海。募穴是脏腑之气汇聚于胸腹的腧穴，与脏腑相通，所以选大肠的募穴天枢治疗便秘。天枢和中脘分别为大肠和胃之募穴，配合大肠俞及脾俞为俞募配穴法，体现《素问·阴阳应象大论》中"故善用针者，从阴引阳，从阳引阴"的观点。上巨虚为大肠的下合穴，可通调大肠腑气，腑气通则大肠传导功能正常。足三里为胃的下合穴，能调节脾胃气机，通便行气导滞。气海可益气温阳，配合使用以提高疗效。

3.穴位注射

穴位注射，亦称之为水针疗法，是指在中医传统经络理论基础上将中西医药物注入有关穴位以治疗疾病的中医特色外治法。临床上常用中药制剂或西药制剂，或两者的混合制剂，无论选用何种制剂，都必须符合注射剂的规定标准，混合制剂更要注意配伍禁忌。

（1）操作方法

1）使用一次性无菌注射器和针头，可根据需要选用不同型号。

2）选穴原则同针刺法，但基于本法的特点，一般每次选用2~4穴，不宜过多，以精为要。

3）注射剂量应依据药物说明书规定剂量而定，不能过量。作小剂量注射时，可用原药物剂量的1/5~1/2。一般以穴位部位来分，耳部可注射0.1ml，头面部可注射0.3~0.5ml，四肢部可注射1~2ml，胸背部可注射0.5~1ml，腰臀部可注射2~5ml。

4）患者取舒适体位，选择适宜的无菌注射器和针头，抽取适量的药液，穴位局部消毒后，右手持注射器对准穴位，快速刺入皮下，然后缓慢推进，到达一定深度后产生得气感应，如无回血，便可将药液注入。凡急性病、体强者可用较强刺激，推液速度可稍快；慢性病、体弱者，宜用较轻刺激，可缓慢推液；一般疾病则用中等强度的刺激，推液也宜中等速度。如所用药液较多时，可由深至浅，边推药液边退针，或用注射针向多个方向注射药液。

5）急症患者每日治疗1~2次，慢性疾病患者一般每日或隔日治疗1次，6~10次为1个疗程。反应强烈者，可隔2~3日治疗1次，穴位可左右交替使用。疗程之间可休息3~5日。

（2）注意事项

1）治疗时应对患者说明治疗特点和注射后的正常反应，如注射后局部可能有酸胀感、48小时内局部有轻度不适，有时不适感持续时间可较长，但一般不超过1日。

2）操作应严格消毒，防止感染，如注射后局部出现红肿、发热，应及时处理。

3）注意药物的性状、药理作用、剂量、配伍禁忌、副作用、过敏反应及有效期，注意观察药液有无沉淀变质等情况。凡能引起过敏反应的药物，如青霉素、链霉素、普鲁卡因等，必须先做皮试，出现阳性反应者不可使用。副作用较强的药物，使用亦当谨慎。

4）一般药液不宜注入关节腔、脊髓腔和血管内，否则会导致不良后果。此外，注射时应注意避开神经走行区域，以免损伤神经。

5）孕妇的下腹部、腰骶部和三阴交、合谷等，不宜用穴位注射法，以免引起流产。年老体弱者，选穴宜少，药液剂量应酌减。

穴位注射治疗便秘的选穴上与穴位埋线类似，多选肌肉丰厚处的穴位。可选择天枢、上巨虚、关元、气海、大横、大肠俞、三阴交、合谷等。常用药物为维生素B_1注射液或维生素B_6注射液。也可根据不同便秘证型分别选取不同中药药液：复方丹参注射液用于实秘、黄芪注射液用于气虚型虚秘、参附注射液用于阳虚型虚秘、参麦注射液用于阴虚型虚秘。

穴位注射后，药物本身的刺激较传统针刺的针刺效应长，在药物吸收的同时伴随着穴位刺激，即使是小剂量的药物也能达到比其他给药方式相同剂量下更强的疗效，提高了药物的作用效果。此外根据便秘的不同证型或是西医的不同发生机制来选择合适的穴位、注射液，使治疗效应充分发挥，可祛邪导滞，振奋胃气，通畅肠腑气机，腑气畅通则大便通畅。

4.耳穴压豆

耳穴是分布于耳廓上的腧穴，当人体内脏或躯体发生疾病时，往往会在耳廓的一定部位出现异常反应，如压痛、结节、变色、导电性能改变等。这一现象可以作为诊断疾病的参考，或刺激这些反应点（耳穴）来防治疾病。耳与脏腑经络有着密切的关系。各脏腑组织在耳廓均有相应的反应区（耳穴）。刺激耳穴，对相应的脏腑有一定的调治作用。耳穴压豆即是用胶布将药豆（王不留行籽）准确地粘贴于耳穴处，给予适度的揉、按、捏、压，使局部产生酸、麻、胀、痛等刺激感，以达到治疗目的的一种外治疗法。又称耳廓穴区压迫疗法。

（1）操作方法：于耳廓进行耳穴探查，找出阳性反应点，选择1~2组耳穴并结合病情，确定主穴及配穴。以酒精棉球轻试消毒，左手手指托持耳廓，右手用镊子夹取割好的大小适宜的方块形胶布（中心粘上准备好的药豆），对准穴位贴压于耳穴上，并轻轻揉按1~2分钟。每次以贴压5~7穴为宜，每日按压耳穴贴压处3~5次，隔1~3天更换1次。两组穴位交替贴压，两耳交替或同时贴用；也可以将药豆换为皮内针，称为耳穴埋针。

（2）注意事项

1）贴压耳穴时局部应以酒精棉球去除皮脂，待皮肤干燥后贴压，以免脱落。

2）夏天易出汗，贴压耳穴数量不宜过多，时间不宜过长，以防胶布潮湿或皮肤感染。

3）如遇对胶布过敏者，可用粘合纸代替。

4）耳廓局部皮肤有创伤、炎症或冻伤者不宜采用本法。

5）过度饥饿、疲劳、精神高度紧张、年老体弱者及孕妇按压宜轻；急性、疼痛性病症宜重手法强刺激；习惯性流产者慎用。

耳穴贴压极少单独作为治疗便秘的方法，通常会联合其他治疗方法如针刺、艾灸、中药、按摩、穴位贴敷等。常见取穴：内分泌、胃、脾、肺、三焦、大肠、小肠、直肠、皮质点、交感、神门等。

5.穴位贴敷

穴位贴敷疗法，是以经络学说为理论依据来治疗疾病的无创穴位外治疗法。该法是将药物研成细末，用水或醋、酒、蛋清、蜂蜜、植物油、清凉油、药液等调成糊状，或用呈凝固状的赋形剂（如凡士林等）、黄醋、米饭、枣泥制成软膏、丸剂或饼剂，或将中药汤剂熬成膏，或将药末撒于膏药上，再直接贴敷穴位、患处（阿是穴）。

（1）注意事项

1）凡用溶剂调制外敷药物时，需随敷用随调配，以防药物蒸发。

2）若用膏药贴敷，在温化膏药时，应掌握好温度，以免皮肤烫伤或药贴脱落。

3）贴敷后要注意固定，以免药贴移动或脱落。

4）能引起皮肤自然充血、潮红或起疱的药物不宜贴敷于面部。

5）对刺激性强、毒性大的药物，贴敷数量不宜过多，面积不宜过大，时间不宜过长，以免出现皮损或发生药物中毒。

6）对久病体弱消瘦以及患有严重心脏病、肝脏疾病的患者，使用药量不宜过大，贴敷时间不宜过久，并在贴敷期间注意观察病情变化和有无不良反应。

7）对于孕妇、幼儿，应避免贴敷刺激性强、毒性较大的药物。

8）皮肤对药物过敏的患者不宜使用本法。

穴位贴敷通常联合中药口服、耳穴贴压、艾灸等方法综合治疗便秘，穴位多选用神阙和天枢两穴。药物可以用生大黄（约10g）磨粉，亦可配伍芒硝、枳实、肉苁蓉各10g、冰片6g，以香油或醋调制成膏状，以穴位贴敷治疗贴固定于穴位处，每次贴敷4~6小时。

6.眼针疗法

眼针是以《易经》的阴阳八卦学说、中医学的五轮八廓学说以及脏腑经络学说为理论基础，通过观察眼球结膜络脉形色变化，用毫针刺激眼球周围和眼眶边缘特定的"八区十三穴"的针刺疗法，凡针灸适应证均可用眼针疗法治疗。眼针在古籍中并无记载，是彭静山教授根据中医基础理论及自己多年的行医经验创制的。经过田维柱教授的发展，眼针疗法现在已经具有了一套独立完整的诊疗体系。

（1）操作方法：眼针进针要稳、准、快。操作时一手持针，另一手按住眼睑，把眼睑紧压在手指下面，右手拇、食二指持针迅速准确刺入穴位。眶外取穴为距离眼眶2mm处，眶上四穴位于眉毛下际，眶下四穴与眼睑相接，如操作不当则有皮下出血的可能。

（2）经区定位：两眼向前平视，经瞳孔中心作一水平线并延伸过内外眦，再经瞳孔中心作一垂直线并延长过上下眼眶。于是就把眼分为4个象限，再把每个象限划分为2个面积相等区，即成为4个象限、8个相等区。此8个相等区就是8个经区。左眼属阳，阳生于阴，所以8区排列顺序是顺时针方向；右眼属阴，阴生于阳，所以8区排列顺序是逆时针方向。各区代表的脏腑则左右相同。1区为肺、大肠；2区为肾、膀胱；3区为上焦；4区为肝、胆；5区为中焦；6区为心、小肠；7区为脾、胃；8区为下焦。

（3）注意事项

1）留针时间：眼针不宜留针过久，最少5分钟，最长不可超过15分钟。

2）禁忌证：病势垂危、抢救期间、精神异常、气血虚脱已见绝脉者禁止使用之。肢体震颤不止、躁动不安、眼睑肥厚者不予使用。

3）针刺切忌损伤眼睑，针刺左8、右4区时，不宜过深，以防误伤内眦动脉。

4）眼睑皮下静脉较明显者，均不宜施行眼针。如需要时宜轻刺、浅刺。

目前眼针疗法多用于治疗中风后便秘和慢传输型便秘。经区选取：大肠区、上焦区、下焦区、脾胃区、肾区。

7.隔物灸

古代灸法始于直接灸，后发展到间接灸。间接灸又称隔物灸，是在艾炷与皮肤之间衬垫某些药物而施灸的一种方法。其产生虽晚于直接灸，但其使用已有数千年的历史。明代医家张景岳所著的《类经图翼》中专门收录了上百种灸疗验方，并详细论述了不同隔物灸的作用。杨继洲在前人的基础上扩展了隔物灸所用隔垫物的种类，包括隔盐灸、隔药灸、隔姜灸、隔硫黄蒜饼灸、隔槐皮灸等。

依据便秘证型可有不同的隔热物组方，临床上隔物灸治疗功能性便秘较直接灸更灵活之处便是隔衬药物的组合，故不仅适用于气秘、虚秘、冷秘患者，也适用于热秘患者。隔衬药物既有经验单药的传承沿用，如隔姜灸、隔盐灸、隔附子饼灸，也有针对特殊证候及人群的组方应用，如使用柴胡、枳壳、青皮、火麻仁、谷芽、芍药、莱菔子打粉做隔物灸治疗肝郁气滞型便秘型肠易激综合征，或用生大黄、厚朴、枳实、芒硝、猪牙皂等组方做隔物灸治疗肠胃积热型或气机郁滞型功能性便秘。

三、慢性便秘的循证针灸临床实践指南

2014年5月31日中国针灸学会发布的《循证针灸临床实践指南：慢性便秘》中对慢性便秘进行了分类并推荐治疗方案。

1.未明确分型的慢性功能性便秘

由于受到临床检查条件及研究者对便秘分型认识的局限，诸多临床研究仅在符合罗马Ⅲ功能性便秘诊断标准的基础上纳入患者进行研究，并未对便秘进一步分型。此类临床证据虽然在临床分型方面尚欠详细，但因其涵盖了临床针灸治疗便秘的大部分患者群体，故指导意义较强。

（1）方案一：深刺天枢穴加电针疗法

天枢穴为大肠经之募穴，腑气之所通。深刺法当属《灵枢·官针》中"输刺"的范畴，"输刺者，直入直出，稀发针而深之，以治气盛而热者也"。在保证安全的前提下，可以考虑深刺此穴，以达到最佳的疗效。

取穴：天枢（双侧）。

针刺方法：采用0.38mm×75mm规格的毫针快速刺入，然后缓慢垂直深刺，直至突破腹膜，即止，不提插捻转，再于双侧针柄上连接电针仪电极。电针参数：等幅2/15Hz，电流强度以患者腹部肌肉轻度颤动并自觉微痛为度。留针30分钟。突破腹膜的标准：操作者针下有突破感，同时患者局部有明显的揪痛感。

疗程：每日治疗1次，每周治疗5次，连续治疗4周。疗程间休息2天，可治疗2~3个疗程。

注意事项：①腹主动脉瘤、肝脾异常肿大、麻痹性肠梗阻、不完全性肠梗阻和腹腔结核者，不可使用本法；②安装心脏起搏器者，不可使用电针。

推荐建议：对于未进行病理分型的慢性功能性便秘患者，推荐采用深刺天枢穴加电针疗法治疗。【GRADE 1B】

（2）方案二：耳穴压丸疗法

耳穴压丸疗法是通过刺激人体各个部位在耳廓上的反应点或反射区来改善便秘。耳穴压丸疗效持久、节省时间、操作方便、痛苦小、经济安全，对于条件所限、无法规律接受针刺治疗的患者，或体弱、合并心血管疾病、无法承受针刺刺激量的患者群体也较为适用。

取穴：①主穴：直肠下段、大肠、交感、便秘点；②配穴：三焦、肺、小肠。

操作方法：将表面光滑近以圆球状或椭圆状的王不留行籽，贴于0.6cm×0.6cm规格的小块胶布中央，然后对准耳穴贴紧并稍加压力，使患者耳朵有酸、麻、胀或发热感。贴后嘱患者每天自行按压数次，每次1~2分钟。

疗程：每次贴压后保持3~7天，贴压3~6次为1个疗程。

注意事项：①耳廓局部如存在破溃感染则不适合使用本法；②治疗过程中，贴压部位应保持干燥。

推荐建议：对于不能或不愿接受针刺治疗的慢性功能性便秘患者，推荐采用耳穴压丸疗法治疗。【GRADE 2D】

2.结肠慢传输型便秘

结肠慢传输型便秘是慢性功能性便秘的一种类型，该型患者结肠转运时间显著延长，结肠转运时间测定是诊断本病的特异性指标。本病在临床有一定的发病率，治疗较为困难。近年来，针灸治疗结肠慢传输型便秘的临床研究逐渐增多，一定数量的临床证据表明，针灸对于本病有相对确切的治疗作用。

（1）方案一：深刺天枢穴加电针疗法

深刺天枢穴加电针对于结肠慢传输型便秘同样表现出较为显著的治疗效果。其针刺方法、疗程及注意事项可参见"1.未明确分型的慢性功能性便秘"的相关内容。

推荐建议：推荐采用深刺天枢穴加电针疗法治疗结肠慢传输型便秘。【GRADE 1B】

（2）方案二：热敏灸法

热敏灸法是近年来出现的一种新型灸法。人体在病理状态下，体表可产生对艾条温热刺激的敏感性，这种现象称为腧穴热敏化现象。发生热敏化现象的部位称为热敏点或热敏化腧穴，在热敏点上施灸以治疗相关疾病的方法即为热敏灸法。由于灸法是非侵入性疗法，与针刺治疗相比，操作简便，对于不能或不愿接受针刺治疗的患者可予以使用。

取穴：在慢性便秘患者的热敏化高发区寻找热敏点，通常在背部足太阳膀胱经左右两条第二侧线以内，肾俞和大肠俞两穴水平线之间的区域范围内。

操作方法：在探查到的每个热敏点，依次按照回旋灸、雀啄灸、往返灸、温和灸4步进行灸法操作。具体步骤为：先行回旋灸2分钟，温热局部气血；继行雀啄灸1分钟，加强敏化；再行循经往返灸2分钟，激发经气；最后行温和灸发动感传，开通经络。施行温和灸直至热敏现象消失为1次施灸剂量。完成1次治疗的施灸时间因人而异，一般为10~120分钟不等，施灸时间以热敏点的热敏现象消失为度。

疗程：隔日治疗1次，4周为1个疗程。

注意事项：施灸过程中，注意热度调节，如患者感觉疼痛则需要及时调整艾条与皮肤的距离，避免烫伤。

推荐建议：对于不能或不愿接受针刺治疗的患者，推荐采用热敏灸法治疗结肠慢传输型便秘。【GRADE 2D】

3.参考中医辨证分型的慢性功能性便秘（肠道气滞型便秘）

针灸治疗是中医学的一部分，因此，在依据罗马Ⅲ标准确定诊断的基础上进行中医辨证分型是必要的，较为有限的临床证据支持针灸辨证分型治疗慢性功能性便秘。这里重点介绍肠道气滞型慢性便秘的针灸治疗。

五脏气机的调畅，是大肠正常传导的基础，气机不通则每见排便费力、艰涩不畅、胸胁痞满、腹中胀痛、嗳气频作等症。三焦气机畅达则腑气通畅，故治疗便秘可考虑以"调气通腑"为原则，取三焦经的穴位针刺以调理三焦气机，畅达下焦，通利大便。

方案：针刺支沟穴。

取穴：支沟穴（双侧）。

针刺方法：穴位处常规皮肤消毒，取直径0.35mm×50mm规格的毫针垂直刺入，针刺深度以得气为度，行平补平泻法30秒，留针30分钟。

疗程：每日治疗1次，7天为1个疗程，可连续治疗4个疗程。

注意事项：针刺过程中，如患者感觉针刺部位有电流样针感并向手指尖放射，则应将针具提至皮下部位，改变针刺方向再行针刺，避免损伤正中神经。

推荐建议：推荐针刺支沟穴治疗肠道气滞型慢性便秘。【GRADE 2C】

4.老年慢性功能性便秘

临床流行病学研究已经证实，随着年龄的增长，便秘的患病率明显增加。人到老年，五脏虚衰，阴阳气血俱虚，治疗难度较大，且心理因素对于病情及治疗效果有一定的影响。所以，老年慢性功能性便秘的针灸治疗需要兼顾诸多方面，共同起到调神、理气、通腑的作用。

方案："靳三针"疗法。

取穴：①肠三针：天枢（双侧）、关元、上巨虚（双侧）；②四神针：百会穴前后左右各1.5寸，共4穴；③脑三针：脑户穴和左右脑空穴，共3穴；④足三针：足三里（双侧）、三阴交（双侧）、太冲（双侧）。

针刺方法：腹部和肢体穴位选用直径0.38mm×40mm规格的毫针，进针1~1.5寸。肠三针、足三里、三阴交用捻转补法，余穴用平补平泻法。

捻转手法操作：用拇指和食指持针，通过拇指、食指前后来回旋转捻动行针。捻转时，拇指与食指用力均匀，小幅度捻转，拇指向左前捻转时用力重，拇指向后右捻转时用力轻，如此反复操作。留针30分钟，每10分钟行针1次。

疗程：每日治疗1次，4次为1个疗程，疗程间休息3天，依病情治疗1~3个疗程。

注意事项：行捻转手法时，应注意保持捻转频率均匀一致，避免过度用力及单向捻转，防止出现滞针等情况。

推荐建议：推荐以"靳三针"中的肠三针、四神针、脑三针、足三针配合治疗老年慢性功能性便秘。【GRADE 1C】

5.便秘型肠易激综合征

肠易激综合征是一种常见的功能性肠道疾病，主要分为便秘型、腹痛型和腹泻型。罗马协作委员会同样在罗马Ⅲ标准当中制定了便秘型肠易激综合征的诊断标准。

方案：指针配合穴位埋线疗法

取穴：大肠俞（双侧）、肺俞（双侧）、肝俞（双侧）、天枢（双侧）、足三里（双侧）、上巨虚（双侧）、关元、中脘。

操作方法：①指针治疗：嘱患者双手抱枕俯卧于治疗床上，操作者沿患者双侧足太阳膀胱经第一侧线自上而下，先后施予按揉法、扪法及捏法。每次操作15分钟，每日治疗1次，连续治疗7天。②穴位埋线治疗：指针治疗10天后，继续予以穴位埋线治疗。常规消毒穴位皮肤，取3号医用羊肠线，用注线法将羊肠线埋在穴位皮下组织或肌层内，埋入后针孔用碘伏消毒，敷盖无菌敷料。

疗程：穴位埋线每周1次，4周为1个疗程。

注意事项：①严格执行无菌操作，建议在有门诊手术条件的医疗单位完成；②施术者在进行埋线治疗前应进行必要的培训，以熟练掌握操作要点；③治疗后3天之内，每日用医用碘伏消毒针眼1次，预防感染。

推荐建议：具备门诊手术条件和人员的医疗单位，在充分考虑患者意愿的前提下，推荐采用指针配合穴位埋线疗法治疗便秘型肠易激综合征。【GRADE 2D】

6.盆底失弛缓综合征

盆底失弛缓综合征是盆底肌反射性或随意性异常收缩而引起的一组症候群，其临床特征是排便时盆底肌不松弛，反而异常收缩，阻塞盆底出口，引起排便困难。多数研究者认为，盆底失弛缓综合征是出口梗阻型便秘的一种。1995年，上海长海医院李实忠教授首先提出了"盆底失弛缓综合征"这一病名，较为直接准确地揭示了该病的病理本质，被业界广为接受。

（1）方案一：毫针刺法结合生物反馈疗法

取穴：第1组取天枢、气海、上巨虚、足三里、百会；第2组取中髎、下髎、大肠俞、肾俞、脾俞、神道。

操作方法：①针灸治疗：两组穴位轮流交替使用。天枢、大肠俞直刺2~2.5寸，得气后施平补平泻法；气海、肾俞直刺1.5寸，脾俞直刺0.5寸，得气后施补法；上巨虚、足三里直刺1~1.5寸，得气后施平补平泻法；中髎、下髎刺入3寸（针入骶后孔2.5寸），强刺激，使针感放射至肛门。百会、神道低频率、小幅度地均匀提插捻转，使患者产生柔和、舒适、持久的针感；每穴操作2~3分钟。②生物反馈治疗：采用3种类型的生物反馈治疗，即单纯电刺激、肌电触发电刺激和放松训练。盆底神经肌肉电刺激：利用频率10~50Hz、波宽200μS、强度0~100mA的电流来进行恰当的神经肌肉电刺激，目的是尽快让患者增强对盆底肌肉的本体感觉，增强神经兴奋性，结合患者的家庭训练，让患者尽快掌握盆底肌肉收缩及放松的感觉。盆底神经肌肉肌电触发电刺激：增加阈值的设定，患者可通过主动收缩达到阈值线而获得一次电刺激，加强盆底肌肉收缩、放松感觉的记忆。通过不断地重复收缩训练、电刺激，患者最终学会如何自主正确收缩盆底肌肉。放松训练：以静息值的80%为第1次的阈值，进行多媒体放松训练，通过动画、音乐、数字等音频、视频的反馈形式，让患者了解如何放松、如何收缩，并且可以设定放松或者收缩的具体阈值，并逐渐降低阈值至2~4μV。

疗程：每日治疗1次，每次留针30分钟，每周治疗5次。4周为1个疗程，共治疗20次。

注意事项：①在背俞穴针刺的过程中，须注意掌握深度，位于肺脏投影区的背俞穴以斜刺为宜，深度不宜超过1寸。②在中髎、下髎深刺的过程中，针感强烈，须向患者做好解释工作。

推荐建议：推荐毫针刺法结合生物反馈治疗盆底失弛缓综合征。【GRADE 2C】

（2）方案二：深刺中髎、下髎穴

西医学认为，骶神经根从骶后孔处穿出，受到电刺激后兴奋传入纤维，经脊髓和脑桥反射后再作用于盆腔器官，从而调整排尿排便反射。排便动作受大脑皮层及腰骶部脊髓内低级中枢的调节，深刺中髎、下髎穴，可刺激低级中枢向上传导，出现排便意识。此外，中髎、下髎穴位于腰骶部，骶骨前方即是直肠，通过深刺中髎、下髎穴，即能起到近治作用。

取穴：中髎（双侧）、下髎（双侧）。

针刺方法：选取直径0.38mm×75mm规格的毫针，与皮肤垂直进针，缓慢将针刺入，调整针尖方向，直至有沉紧、涩滞感，此时需用较大的指力方能将针缓慢推入骶后孔内。当无骨性阻挡时，即为成功刺入骶后孔的标志。针刺时如果反复多次未能刺入骶后孔，在确定定位准确的前提下，可将针身上提但不提出皮肤表面，再将针尖方向向内调整，可在骶后孔附近探寻以求刺入之处。针刺深度2.5~2.8寸。

疗程：每周治疗5次，4周为1个疗程。

注意事项：中髎、下髎穴的体表定位及针刺中是否能顺利进入骶后孔内均有相当的难度，针刺时应缓慢进针，随时调整针刺方向，如遇骨质阻挡而不能顺利进针时，不可强行进针，避免发生弯针、断针的情况。

推荐建议：推荐深刺中髎、下髎穴治疗盆底失弛缓综合征。【GRADE 2D】

7.糖尿病性便秘

西医学认为，糖尿病性便秘与大肠自主神经病变、高血糖、消化道激素分泌异常、肠道平滑肌病变、大肠敏感性降低及精神心理因素有关，是多种因素共同作用的结果。其临床发病率较高，病程通常较长，治疗难度较大。针灸治疗必须在积极控制原发病的基础上进行。可考虑服用润肠通便的药物辅助治疗。

方案：毫针刺法结合中药疗法。

取穴：天枢（双侧）、上巨虚（双侧）、大肠俞（双侧）、胃俞（双侧）、足三里（双侧）、关元。

操作方法：①毫针刺法：采用平补平泻法，进针深度以得气为度，获得针感后留针20分钟，起针；②中药疗法：予以五仁润肠方加减（药物组成略）。

疗程：每日治疗1次，1周为1个疗程，每个疗程之间休息2日。

注意事项：针灸治疗过程中，继续治疗原发病（糖尿病），积极控制血糖。

推荐建议：推荐以毫针刺法结合中药疗法治疗糖尿病性便秘。【GRADE 2D】

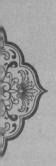

第五章
针灸治疗便秘的疗效特点与规律

在当代针灸临床实践中，持续不断地深入认识和探索便秘，不断优化针灸诊治方案。从20世纪50~60年代开始，有针灸治疗"习惯性便秘"的个案报道，到20世纪90年代，开始有了系统临床观察，针灸对诊治便秘的临床观察和研究逐渐深入。2007年，首次基于循证原则的随机多中心临床研究报告出现。至今已有越来越多的高质量临床研究报告发表，针灸诊治功能性便秘的临床方案越来越规范、临床效应规律也越来越清晰。

首先，现代临床实践中，在功能性便秘的不同认识和分类中探讨针灸治疗，出现了基于"慢性功能性便秘""慢传输型便秘""功能性出口梗阻型便秘""盆底松弛综合征型便秘""阿片类药物相关便秘"等不同诊断的针灸临床研究报告；还有将功能性便秘的现代分类与辨证分型相结合，出现了"脾气虚型结肠慢传输型便秘""老年脾肾阳虚型便秘"等的针灸疗效规律观察和总结；并对针灸治疗不同类型、不同严重程度功能性便秘临床疗效进行比较研究。

其次，还关注了功能性便秘与心理障碍的关系，以及相应的针灸诊治规律；除了临床疗效规律的研究外，还关注针灸诊治便秘的安全性等。

一、针灸治疗功能性便秘的效应特点

尽管由于临床观察的诊断标准、纳入标准，以及疗效评价标准不尽相同，针灸治疗功能性便秘的临床疗效也存在较大差异，尽管还需要更多高质量的临床研究支持，但最新发表的关于功能性便秘非药物治疗的系统回顾和网络荟萃分析提示，在改善功能性便秘患者的便秘症状方面，针灸是所有非药物治疗中效果最好的。从现有的临床研究分析，针灸治疗功能性便秘的疗效呈现以下特点。

1.存在即时效应

功能性便秘患者在接受针灸治疗时，就可能出现肠蠕动增加、肠鸣亢进、轻微腹痛、便意感，甚至排便等即时效应。这些现象，可以在针灸治疗开始后数分钟到数小时内出现，可能与促进排便的相关生理机制有关。针灸治疗便秘的即时效应，不仅在占代义献中有记载，也引起当代部分临床医生的关注，并认为是针灸起效的效应指标。我们应该关注和重视针灸治疗便秘中的即时效应，并在临床治疗中加以利用。

2.有较好的近期和远期疗效

针灸临床一般以患者每周自主排便次数和（或）大便性状为主要疗效结局指标，部分研究还关注次要结局指标，如患者的睡眠情况、心理情况、生活质量和针灸治疗不良反应等。针灸治疗一般需要4~8周、随访12周左右，系统评价发现，与安慰剂、假针灸等相比较，针灸治疗功能性便秘有较好的近期和远期疗效。

有研究发现，经过4~8周电针治疗后，有23.5%~31.3%的慢性功能性便秘患者能够每周完全自主排便3次或者3次以上，达到正常人的排便水平。尽管针灸治疗便秘的临床研究中，远期随访不多，但是从3~6个月的随访看，针灸治疗便秘的中、远期疗效要明显好于药物对照组。此外，患者经针灸治疗后在大便性状、生活质量等方面都有不同程度的改善和提高。

3.具有整体疗效

针灸治疗功能性便秘的临床疗效，除表现在大便性状的改善、自主排便次数的增加外，还影响肠道以外包括睡眠、情绪等脑部和全身症状。有研究者发现电针会对功能性便秘患者脑部产生即时效应，即激活内脏神经中枢、情绪处理中枢、感觉中枢、运动中枢、语言中枢。这些脑区相互作用、相互影响，形成一个广泛联系的功能网络而发挥其对整体的影响。这种整体效应也广泛存在于针灸治疗其他疾病的过程中。

4.不同类型的便秘，疗效存在差异

一般临床将慢性功能性便秘分为结肠慢传输型便秘、出口梗阻型便秘和混合型便秘。近年来随着临床研究的不断深入，针灸诊治不同类型便秘的疗效规律也逐步揭示。而对混合型便秘，应当依据各种检查分析当前临床症状是以出口梗阻型为主，还是慢传输型为主，针对性制定针灸治疗方案。近年来就针灸治疗出口梗阻型便秘，从疗效优劣来看，在改善肛门坠胀感方面，盆底松弛型便秘的疗效表现优于盆底失弛缓型便秘；在改善排便时间方面，则盆底失弛缓型便秘的疗效表现优于盆底松弛型便秘；在改善腹痛方面，盆底失弛缓型便秘的疗效表现不显著，盆底松弛型便秘较显著。

5.安全性高

针灸治疗疾病的不良事件，主要与术者的专业水平和操作水平有关，其次与患者对针灸的反应和敏感程度等有关。系统评价显示，针刺和假针刺的不良事件发生率均明显低于通便药。

二、影响疗效的因素

针灸治疗功能性便秘的临床疗效受多种因素影响，主要包括对功能性便秘的认识、针灸治疗方案的确定和操作实施、患者的体质特征和功能状态、患者的情绪变化和生活起居等。

1.对功能性便秘的认识和诊断

对便秘的不同认识和诊断，也会影响疗效的判断和评估。20世纪50年代开始，有"习惯性便秘""老年性便秘""顽固性便秘""特发性便秘"等诊断，但是难以确定所涉及的便秘是何种类型，各个疗效之间也缺乏可比性。直到2005年出现了以"功能性便秘"为诊断的针灸治疗文献报道，此后才有基于罗马Ⅱ功能性便秘诊断标准的针灸治疗研究，如孙明明等最早依据功能性便秘的结肠慢传输型、出口梗阻型、混合型、IBS便秘型等不同类型，进行针灸疗效的比较，发现针灸疗效不尽相同。

另一方面，慢传输型便秘的病理特征表现为肠道动力学、肠道神经系统及神经递质分泌异常；而出口梗阻型便秘，是由于排便反射失常或阻塞引起的直肠和肛门括约肌性便秘，根据动力异常的发病机制可进一步分为盆底失弛缓型（痉挛型）和盆底松弛型，主要病理特征为直肠感觉异常和盆底肌群协同运动失调。因此，针灸诊治慢性功能性便秘，需要针对结肠动力和盆底肌肉协调性进一步分型分类，差异化设计针灸治疗方案。

此外，病程的长短、病情的严重程度等也对临床疗效产生直接的影响。

2.经络和腧穴的选择

经络和腧穴提示了针灸治疗中的施术部位，不同施术部位（腧穴）直接影响临床效应和疗效。近年来，许多学者从不同角度关注针灸治疗功能性便秘的腧穴选择问题。如马正宗通过文献数据挖掘发现，腧穴应用频次居于前5位的有天枢、上巨虚、大肠俞、足三里、支沟；选穴个数和使用频次最多的两条经脉是足太阳膀胱经和足阳明胃经；部位关联分析结果显示胸腹部和下肢部腧穴使用的频次最多。按照中医腧穴理论，天枢、上巨虚、大肠俞是大肠腑与腹部、下肢部、腰背部联系最密切的腧穴，体现了内脏－体表相关的相对特异性。此外，八髎穴虽然在文献计量研究中没有被列入高频次应用腧穴，但在临床中也受到部分学者的关注。八髎穴适对骶后孔，也是针灸治疗便秘具有疗效优势的腧穴。

　　尽管针灸治疗便秘存在经脉和腧穴的选择，且历代医家也比较关注，但是目前还缺少不同经脉和腧穴之间比较研究的文献。从临床应用的体会来说，经脉和腧穴选择应随功能性便秘的不同类型而有差异：一般来说，慢传输型便秘以改善结肠功能为主，取穴主要在脐水平面上下及足阳明胃经远端穴位，如天枢、下巨虚、足三里等；出口梗阻型便秘，应旨在改善盆底肌肉功能，应以腰骶部的八髎穴为主。有研究发现，八髎穴在改善出口梗阻型便秘患者的临床结局、提高生活质量方面有优势，尤其是可以显著改善排便困难程度、排便频率、排便不尽感和排便时间等。部分便秘患者合并心理及情绪障碍，有学者认为针刺宜配合督脉腧穴以通督调神。

3.操作方法和参数的选择

　　针刺和艾灸是针灸临床治疗功能性便秘最主要的两类方法。传统针灸临床，按照"补虚泻实"的治疗总原则，实性便秘和热性便秘用泻法，虚性便秘和寒性便秘则用补法。这一原则性认识，对临床操作方法和参数选择有一定的指导意义，如泻法多用毫针强刺激，补法多用艾灸温补等，但是这些原则显得过于宽泛，临床精准性和可重复性不够。因此，当代一些学者在临床实践中探索了较为具体实用、可以重复的针灸操作方法，并给出了具体的操作参数，包括针刺或艾灸的选择、针刺的深浅、电针的波形等。

　　如有学者主张采用深刺法，用毫针或芒针深刺天枢、大肠俞等治疗功能性便秘。徐晶等比较了毫针、电针、艾灸3种刺灸方法对功能性便秘的作用差异，认为毫针刺法、电针和艾灸"天枢""上巨虚"均对功能性便秘有不同程度的良性调整作用，其中以电针作用最佳，毫针刺法次之。高月等比较电针不同波形对功能性便秘的疗效差异，发现电针疏密波与连续波均能有效改善功能性便秘患者的周排便次数、粪便性状及排便困难程度，且疗效相当；而电针疏密波在改善患者的排便困难程度方面优于连续波。疏密波具有近似补法的兴奋性作用，能够加快气血运行；连续波能够使肌肉从紧张状态中得到缓解，刺激虽强但不会引起排斥反应。可见，两种波形对机体产生的影响是不同的。就电针频率而言，有研究证实低频（15Hz）比高频（100Hz）在治疗失弛缓型便秘方面更有优势，15Hz在对患者心理状态改善方面强于100Hz，对排便费力程度改善方面优于2Hz。

此外，文献中还有报道腧穴埋线、八髎穴埋线、穴位敷贴治疗、艾灸神阙等治疗方法，以及耳针、温针灸、走罐、针药结合治疗、配合生物反馈等综合方法治疗功能性便秘。

虽然有诸多方法在临床使用，且产生了较好的疗效，但相互之间还是缺少对照和比较。

4. 与患者的不同功能状态有关

患者的功能状态具体包括不同的动力学机制、不同的体质特点、不同的中医证型等。不同功能状态的各类便秘起效时间、疗效维持的时间、症状复发的时间存在差异，不可一概而论。尚需要在今后的研究中进一步考虑和探索针灸治疗的优势类型。

如陈笑吟等的临床调查研究发现：按年龄划分，老年便秘患者主要对应阳虚体质，中年便秘患者主要对应气郁体质，青年便秘患者主要对应平和体质，未成年患者无明显对应体质；按中医证型划分，肠道实热证主要对应平和体质，肠道气滞证主要对应气郁体质，脾虚气弱证主要对应气虚体质，脾肾阳虚证主要对应阳虚体质，阴虚肠燥证主要对应血瘀体质。因此，中医诊治功能性便秘需要按照不同证型分类进行辨证论治，同时也对预防功能性便秘提供了提前干预的思路和指征。

5. 生活调养和精神调治

便秘除了与消化道的结构和功能、其他躯体疾患有关外，还与饮食习惯、饮食结构、排便习惯、作息规律、精神心理等密切相关。在针灸治疗中关注这些因素，可以进一步提高疗效。

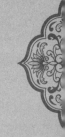

针对针灸治疗便秘作用机理的研究主要有两种模式，即以脏腑–经络学说为基础的传统理论模式和以生物学为主的现代理论模式。

一、传统理论模式

针灸诊治功能性便秘的机制阐释，在中医理论中主要是以脏腑–经络和腧穴理论等为基础的。一般认为，便秘主要是由于大肠传导失司或魄门开合失调所致。大肠传导功能正常首先主要依赖于肠腑功能正常、脾胃功能正常乃至全身气机升降功能正常；其次是在大便形成过程中，取决于人体营血和津液是否充分；在大便排出过程中，魄门正常开合与否与五脏功能有关，尤其侧重肾气充足和肝气调达。从经络理论来说，主要与足阳明胃经、足少阴肾经、足太阳膀胱经等有关。从腧穴部位来说，主要与腹部的天枢、腰背部的大肠俞和八髎、下肢的上巨虚和足三里等腧穴有关。

因此，针灸治疗主要以促进大肠传导和调节魄门开合为主要作用方式。各脏腑经络和腧穴之间的差异性，尚没有得到充分的验证。只是少部分医生进行了一些探索，如王灵枢等从足少阴肾经针灸诊疗便秘，取得较好临床疗效，与药物治疗相对照，疗效存在明显差异。刘海蓉等以八髎穴为切入点，总结功能性便秘患者在此四对穴位间的阳性反应差异，结果提示八髎穴的阳性反应与便秘的相关性由高到低依次是中髎、下髎、次髎、上髎。

二、现代生物学理论模式

针灸治疗功能性便秘的现代生物学机制，主要包括神经调节、肌电活动、内分泌、感觉和运动等方面，尤其是以神经电生理为基础，通过调节中枢的功能活动、交感与副交感的平衡和肠神经系统的修复实现的。

张琼等系统梳理针灸治疗功能性便秘的作用机制后，认为针灸作用机制是通过调节中枢的功能活动影响脑肠肽代谢，进而调节脑-肠轴的功能活动；其次，通过针刺能调理神志的穴位调节和修复神经系统，调畅情志、缓解患者情绪亦是针灸效应的重要方面。一方面，长期的精神压力使得大脑皮层兴奋性升高，持续发出激活命令，兴奋位于脊髓前角的 γ 运动神经元，引起梭内肌收缩，加大肌梭传入纤维信号频率，促使前角 α 运动神经元产生冲动，导致盆底横纹肌出现非自主性的静息性收缩。另一方面精神焦虑可兴奋大脑皮层的情感中枢，向下兴奋脊髓侧角内的交感中枢，使得节后纤维释放前列腺素 E_2（PGE_2），兴奋肌内化学感受器，再通过传入纤维至 α 运动神经元促使盆底肌持续收缩。针灸刺激信号通过感觉传入纤维进入脊髓背角并上行传递到高级中枢。这些信号有可能促进了大脑运动性皮质，抑制脑干网状结构兴奋性下行传导束的功能，并同时加强了脑干网状结构抑制性下行传导束的功能，从而抑制了脊髓前角 γ 运动神经元的电兴奋性，降低了肌梭传入纤维的信号频率，α 运动神经元冲动也得以抑制，最终使得 I 型肌纤维张力性电活动减弱，II 型肌纤维矛盾性收缩缓解。另一种可能是这些电信号抑制了大脑皮层向下发出的用以兴奋脊髓侧角内交感中枢的激活命令，减少了交感神经节后纤维释放的 PGE_2，肌内化学感受器兴奋性随之降低，α 运动神经元活动减少，使得 II 型肌纤维矛盾性收缩缓解，纠正了盆底肌群的不协调收缩，从而改善了便秘症状。再者，皮层-腰骶-肛门直肠神经通路的传导促进，盆底自主神经及肠神经调节可能是针刺调节机制的重要方向。直肠是由内脏传入神经以及由阴部神经所发出的躯体神经所共同支配。直肠的感知与反射应答涉及机械感受器、直肠壁、传入神经通路、中枢神经系统以及中枢介导部分，这些是"脑-肠轴"的重要组成部分。在脑-肠轴中，内脏传入神经是信号的传入环节，可与运动神经元直接沟通来实现肠道的局部反射。内脏传入神经末端以裸露的神经纤维形态存在于肠道壁内的肌间神经丛中，具有化学敏感性和机械敏感性。目前已经证实，直肠壁肌间神经丛中，存在对机械性扩张敏感的神经节内板状末梢（rIGLEs）。肠神经元通过中间神经元与外在的骶部传入神经建立沟通，直肠发出的感觉信号再通过一个三级神经元链传导，最终形成感知意识：①脊髓传入神经通路到骶段脊髓背角；②脊髓-丘脑-皮质通路到丘脑和背内侧核；③投影到后岛叶皮层和背侧前扣带回皮层。理论上从肠道壁（包括感受器）的感觉神经元到大脑皮质，这条通路中的任何一级出现异常都会导致直肠对于刺激的感知障碍，继而诱发便秘。而进一步的研究表明，便秘患者大脑皮质对内脏感觉信息的处理功能是正常的，而主要是神经传导普遍存在缺陷，导致直肠的低敏感性。针刺腰骶部的八髎穴可直接刺激骶神经，可能通过阴部神经参与调节rIGLEs对机械扩张的敏感性，降低直肠感觉阈值，改善便秘症状。

从消化道运动的神经解剖学和神经调节来看，支配肠运动的副交感神经有迷走神经和盆神经。迷走神经节前纤维支配结肠右半部（升结肠和横结肠的右2/3），终止于肠神经系统；盆神经的节前纤维支配横结肠左1/3及以下部分（横结肠左1/3、降结肠、乙状结肠、直肠和肛门内括约肌），也终止于肠神经系统，由肠神经系统支配上述效应器。冯骅等研究表明，刺激足三里时传入冲动在脊髓内投射的神经节段为$T_{10} \sim L_5$，大肠俞的节段分布为L_3，天枢的神经节段为T_{10}。因此，刺激其所投射区域的体表位置可起到调节作用，促进结肠运动。

从针灸对肠神经系统的作用来看，肠神经系统包含胃肠道的黏膜下神经丛和肠肌神经丛的神经节细胞、中间连结纤维以及神经丛发出的支配胃肠道平滑肌、腺体和血管的神经纤维。梁超比较电针上巨虚和天枢发现，两者通过影响肠神经系统不同类型神经元产生效应差异：上巨虚对肠神经系统有明显调节作用，而天枢无明显作用。张莘等研究发现，手针、电针和艾灸天枢和上巨虚对功能性便秘大鼠结肠组织的肠神经活动相关蛋白、降钙素、基因相关肽、瞬时感受器电位香草素受体1、蛋白酶激活受体-4蛋白及mRNA表达均有不同程度的降低作用。

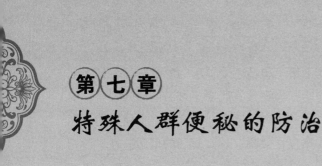

第七章

特殊人群便秘的防治

第一节　小儿便秘的防治

小儿便秘是一种常见的儿科疾病，由于排便规律的改变，将会对小儿的正常发育产生一定的不良影响。小儿功能性便秘在临床最为常见，即不由器质性病因和结构异常、代谢障碍等原因引起，以大便干燥、坚硬、秘结不通、排便时间延长、排便次数减少或虽有便意而排出困难为表现的一种病症。因小儿便秘的发病受地域、种族、饮食等因素影响，故本病的发病率报道不一。正常人群中的小儿便秘发病率为0.3%~8.0%。

一、病因

1.西医对小儿便秘的认识

正常小儿排便次数可有一定差异，但多数小儿均为每天1次或两天1次。西医学认为其发病与小儿肠道解剖、生理有一定的关系。由于小儿肠道相对较长，肠壁薄而黏膜细嫩，血管丰富，虽通透性好，但屏障功能较弱，加之肠壁弹力纤维和肌层发育不全，肠蠕动力不够大，肠肌张力较低，以上等因素易造成食物残糜在肠道停留时间过长，水分被吸收，粪便变得较硬而难以排出。发生便秘的原因多由结肠吸收水分、电解质增多引起。常见病因如下。

（1）摄入不足及不良饮食结构：功能性便秘与饮食的关系最为密切。饮食量不足时，由于肠道内残渣较少，对肠黏膜形成的机械性或化学性刺激不足，不能引发大脑皮层和神经中枢的调节反射，不产生便意而引起便秘。大便的性质与饮食结构关系密切。若摄入蛋白质过量而碳水化合物不足，容易使发酵菌相对减少而影响发酵，进而使大便干燥秘结；食入较多的碳水化合物，肠道发酵菌增多，发酵作用增加，产酸多，大便易呈酸性，使排便次数多而便质软；若食入脂肪和碳水化合物都多，则大便润利；若进食大量钙化酪蛋白，粪便中含大量不能溶解的钙皂，使粪便增多且易便秘；若摄入过多精制碳水化合物如米粉、面粉等食品，则较谷类食物易于便秘。再者，食物中纤维素含量是一个独立因素，对小儿功能性便秘有极重要的影响。低纤维素饮食使粪便中含水量减少，体积减小，从而使粪便量减少，肠壁神经的刺激也随之降低，导致粪便停留时间延长、通过缓慢，从而产生便秘。如小儿饮食过于精细，或偏食，少吃或不吃蔬菜，常吃精细少渣食物，食物中纤维素摄入不足，对肠壁刺激不够，容易导致便秘。此外，小儿喂养以牛奶或母乳为主者，奶中糖含量不足，容易造成肠蠕动减弱，大便干燥。母亲的饮食直接影响着母乳的质量，母乳饮食太油腻，乳汁中的蛋白质就会过多，可导致婴儿大便干燥。人工喂养的婴儿由于奶粉的原料是牛奶，含酪蛋白多，钙盐浓度高，在胃酸作用下，粪便中含较多的不能溶解的钙皂，不易排出，导致产生便秘。

（2）肠道功能失常：临床上因患儿生活不规律和缺乏按时大便的训练，未形成排便的条件反射而导致便秘很常见。患儿有时虽有便意，但由于贪玩或其他事情的干扰，可能有意识地抑制排便，久而久之，肠内排便反射的敏感度降低，大便堆积于肠内，水分被吸收，大便变得干燥而不易排出，如此就形成了习惯性便秘；也有些患儿排便时看小儿书或电视，注意力不集中；学龄儿童常因无清晨排便的习惯，而课堂时间不能随便排便，如此抑制排便的习惯也是导致便秘的常见原因；有的学龄儿童不愿在学校公厕排便，有便意时憋便，久而久之便失去便意，可数日不排便。因生活不规律和缺乏按时大便的训练，未形成排便的条件反射而导致的便秘很常见。

（3）生理因素：小儿肠道较长，肠壁较薄，且黏膜较成人相比较薄弱，屏障功能较弱，且发育尚未完全，肌力较低，蠕动功能欠完善，造成食物在肠道的停留时间较长。有学者通过排粪造影研究发现功能性便秘患儿存在直肠前突、直肠内套叠、直肠黏膜脱垂等局部解剖异常。

（4）活动量不足：如缺乏锻炼，则腹部、盆部的排便肌肉张力下降。有研究发现，适当增大运动量，可以增强腹肌及盆底肌肉的协调作用，从而有助于排便。

（5）遗传因素：患儿除便秘外，其余生理功能与正常儿童无差别。若有便秘家族史，其便秘的发生具有倾向性，也称之为素质性便秘。

（6）精神因素：约20%的功能性便秘患儿由精神因素引起便秘，患儿情绪差、焦虑或抑郁等行为心理障碍可能通过抑制外周自主神经对大肠的支配而引起便秘。父母与小儿沟通不畅，在排便训练等过程中导致小儿情绪变化，产生抵触及恐惧情绪。生活环境和生活习惯的突然改变也可导致便秘的发生。尤其是学龄期儿童，往往会由于环境的改变，时间的紧张，情绪差、焦虑、抑郁，惧怕排便的疼痛而出现短期便秘，此时要鼓励小儿放松，适应环境，尽量不要打乱排便规律。

2.中医学对小儿便秘的认识

小儿脏腑娇嫩，气血未充，若先天禀赋不足，或后天失养，均可导致大肠传导功能失常而发生便秘。轻者治疗得当，预后良好，重者便秘日久，迁延失治，导致脾胃功能严重受损，影响小儿营养和生长发育障碍，若形体日渐羸瘦，可转化为疳积。便秘的基本病变属大肠传导失常，同时与肺、脾、胃、肝、肾等脏腑的功能失调有关。如胃热过盛，津伤液耗，则肠失濡润；脾肺气虚，则大肠传送无力；肝气郁结，气机壅滞，或气郁化火伤津，则腑失通利；肾阴不足，则肠道失润；肾阳不足，则阴寒凝滞，津液不通。以上皆可影响大肠的传导而发为本病。

二、临床表现和危害

1.临床表现

便秘可分为急、慢性两类。急性是指便秘发生时间不足1~4周，又称单纯性便秘，一般无器质性病变，多与粪便量过少、过硬，难以激起排便感觉及反射有关。便秘持续1个月以上称为慢性便秘。慢性便秘虽属功能性，但首先必须认真排除器质性病变。主要症状有排便次数减少，粪便坚硬，可有排便困难和肛门疼痛，自觉腹胀及下腹部隐痛，肠鸣及排气多，长期便秘可继发痔疮或直肠脱垂，粪便在直肠停留过久可因局部炎症而有下坠感和排便不尽感。可有精神不振、食欲缺乏、乏力、头晕、头痛等全身症状。严重便秘者可在干粪周围附有肠分泌液或未成形的粪便从肛门口溢出，酷似大便失禁，称之为"失禁溢出"，而小儿可能表现为大便次数多，甚至以"腹泻"来就诊。

2.儿童便秘的危害

（1）肛周疾病：由于大便干结，停留时间过久，粪便中的致病菌容易引起肛窦感染而发展成肛窦炎，进一步引起肛周脓肿，肛瘘、肛乳头肥大、脱肛等。由于排便困难，用力排便，易形成肛裂、痔疮，出血多时可引起小儿贫血。小儿因怕痛不敢大便，加重便秘，引起恶性循环。

（2）粪便久积可再次发酵产生大量有毒物质，重金属及细菌产生的各种毒素长时间不断刺激直肠黏膜感受器。患儿常产生头痛、头晕、失眠、烦躁、食欲不振及口苦，口臭等。肠道产生的有害气体和毒素，经肠壁吸收进入血液循环系统，运转到各个器官和大脑，毒素能使脑神经接受刺激的敏感性降低，影响智力。重则引起心血管、肝肾等内脏系统疾病，以及风湿免疫系统疾病，甚至引发肠癌。

（3）长期便秘可导致维生素D缺乏性佝偻病，锌低、铅高等代谢异常，影响儿童的生长发育，导致肥胖、脂肪肝等疾病。

（4）粪便中含有一些致癌毒素，大便秘结必然会增加这些物质与肠黏膜和肛管上皮的接触时间，从而刺激肠黏膜和肛管上皮的异常增生，使直肠癌的发病率增加。

三、诊断

1.临床诊断

儿童便秘的诊断要进行排除性诊断，即排除其他原因造成的便秘，这一步是诊断儿童便秘的重要环节。

首先是问症状，要详细询问小儿便秘的发生和持续时间、便秘的特点和伴随症状，新生儿还要询问胎便排出时间。要重点调查以下情况：①喂养史：喂养方式、饮食成分、食物摄入量、水份摄入；②注意引起便秘的器质性疾病：如肥厚性幽门梗阻，常在出生后2周反复呕吐，呈进行性加重伴营养不良，引起便秘；骶尾部畸胎瘤可压迫直肠引起梗阻性便秘，同时伴尿潴留；先天性巨结肠可出现出生后排便延迟，腹胀、便秘进行性加重；先天性肛门狭窄可引起排便困难。

其次是检查体征。长期便秘可发生肛裂，排便时表现为明显的肛门疼痛，疼痛可反射性地使排便中途停顿，进一步加重便秘，呈恶性循环，严重者可继发痔疮和直肠脱出。检查时可发现腹胀，左下腹可触及乙状结肠粪块，有时误以为是肿瘤，洗肠后粪块可减少或消失。直肠便秘者肛门指诊可触及粗而坚硬的粪块，若直肠空虚可能为结肠便秘，同时估计肛管在直肠静息和用力排便时的张力变化，应注意肛门有无裂隙，有无痔疮和直肠脱出，注意检查内裤或尿垫上有无污便、血迹等。注意粪便的性状，直肠便秘排出的粪便大多呈团块状，而痉挛性结肠便秘粪便多似羊粪，呈球状。当粪便变细呈扁条状，应该注意有无直肠肛门狭窄或肿物压迫。为辨别患儿是否存在直肠、结肠解剖结构和运动功能异常，以及有无精神、神经和心理异常时，还应做进一步辅助检查。

2.辅助检查

（1）腹部X线造影：注意是否有肠管胀气及结肠内粪便潴留情况。

（2）腰骶椎X线造影：注意有无脊柱裂和椎体畸形。造影前应行肠道清洁准备，避免肠道内容物和气体影响诊断。

（3）X线钡剂造影：包括胃肠钡餐和钡剂灌肠检查，前者可通过钡剂在胃肠道内运行情况了解其运动功能以及有无梗阻性疾病；后者可了解结肠病变情况。如先天性巨结肠可见典型的肠管持续痉挛、移行段和扩张段的结肠；肠旋转不良可发现回盲部位于右上腹，并可除外结肠内肿瘤或结肠外肿瘤压迫等器质性病变。

（4）内镜检查：可直接了解结肠、直肠的结构改变，观察有无炎症、痉挛、梗阻或肿瘤等。

（5）B超检查：通过肛管内置超声探头，对肛管及周围肌肉结构进行360°扫描探查，可了解肛门括约肌及盆底肌肉的发育、分布状态，有助于判定便秘的解剖学异常。

（6）CT或MRI检查：可显示脊柱及脊髓的结构形态，对于中枢神经性便秘有诊断价值，如儿童脊髓栓系综合征可显示骶髓腔内脂肪填塞、脊髓低位等改变。

四、预防与治疗

便秘的一般治疗也称为基础治疗，是指所有便秘患儿都需要的治疗措施。在便秘患儿中，无论选择哪种治疗手段，一般治疗都作为常规推荐的基础治疗，也是其他治疗手段的前提。

1. 一般防治

（1）健康宣教：健康教育是治疗儿童便秘的第1步，对学龄期患儿故意憋便等不良习惯的纠正需要家长的持续配合。患儿由于缺乏长期治疗的耐心及心理准备，往往在短期未达到治疗效果时就失去信心甚至中断治疗，从而加重症状家长持续鼓励及配合患儿。

（2）培养良好生活习惯：除了健康教育，患儿良好生活习惯的培养也对改善便秘症状有着重要作用，包括建立健康的排便习惯、规律作息时间、增加体育锻炼等。排便习惯训练（defecation habit practice，DHP）是指科学地对小儿进行排便指导，强化训练其排便规律，以使形成正常的排便习惯。DHP为渐进性训练，一般从小儿1.5岁开始，强调"定时、饭后、排净"三大关键内容，反复实践，以鼓励为主，必要时可辅助应用人工助排措施，协助建立良好的排便习惯。长期的便秘患儿常因排便疼痛而形成故意憋便的习惯，使粪便更加干硬、难以排出，如此恶性循环导致直肠扩张，进一步加重便秘症状，对于这类患儿首先要软化粪便、消除排便疼痛，再对患儿进行教育，帮助其建立健康的排便习惯。此外，增加运动量，积极参加各类不同体育锻炼，可增加肠道血液循环，增加肠道蠕动，还可以锻炼腹肌、盆底肌等排便辅助肌群，有利于大便的排出。避免较长时间的少动、久卧。

2. 饮食调整

患儿的饮食也需要个体化、有针对性地进行调整，由于婴幼儿处于快速生长发育时期，饮食结构转换的频率较高，有些家长容易因过度追求高营养导致患儿消化道负担过重，这也是导致患儿出现功能性便秘的重要原因。

《世界胃肠病学组织全球指南》中明确指出高纤维饮食和足量饮水在预防和治疗儿童便秘中占第1位。除正常饮食以外，1岁以下的患儿宜每日饮水50~100ml，1~4岁患儿宜每日饮水100~150ml，4~7岁的患儿宜每日饮水150~200ml，7~13岁的患儿宜每日饮水200~300ml。除足量饮水以外，增加膳食纤维，并随着气温、季节、运动量适当调节，适时添加辅食如果泥、蔬菜泥，增加纤维素及其他营养物质的摄入，在辅食进食足量的同时，增加一些蜂蜜水、紫菜汤等，保持食物摄入的多元化。

3. 药物治疗

经一般防治仍无效，或顽固性便秘者，可考虑给予药物治疗。

（1）缓泻剂：在患儿未建立正常排便习惯之前，需要长期接受药物治疗。

缓泻剂因效果明显，副作用较少，成为临床常用治疗便秘的药物之一。该药物的主要治疗目的是清除粪便，快速缓解症状，适用于急性便秘以及症状初发的病例。常用的缓泻剂包括容积性、刺激性、渗透性和润滑性4种。

1）容积性缓泻剂：主要有小麦纤维（商品名：非比麸）。纤维素含量高达80%，其中90%以上为不可溶性纤维素。适用于任何年龄，口服后增加粪便体积，降低硬度，缩短肠道通过时间。粉剂每袋3.5g，儿童每次1/2袋，每日1~2次，以100ml温水溶解后服用，疗程1~2周。副作用：少数患儿服用后出现腹胀、腹泻，但很快减轻，并在1~2周内消失。

2）刺激性缓泻剂：主要为含蒽醌类物质的植物性泻剂（如番泻叶、大黄等）、酚酞。这类药物具有刺激肠壁、促进蠕动的作用，主要作用于结肠，导泻作用温和，主要用于慢性便秘。不良反应：目前研究表明蒽醌类泻剂能够促使结肠黏膜上皮细胞凋亡，可能增加结直肠癌的发病风险。酚酞类药物偶可使身体发生变态反应。

3）渗透性缓泻剂：分为盐类和糖类渗透性泻药。盐类渗透性泻药主要包括硫酸镁、硫酸钠。它们可以在肠道内形成高渗溶液，增加粪便水分，刺激肠道蠕动，因其常可引起离子紊乱等严重不良反应，现已停用。糖类渗透性泻药主要包括乳果糖、聚乙二醇、山梨醇糖浆等。乳果糖是果糖与半乳糖组成的一种双糖，因其不会在小肠中水解吸收，可提高小肠内的渗透压，保持小肠内水分。当乳果糖到达结肠时被细菌分解为低分子有机酸，使结肠部pH下降，二者均可刺激结肠蠕动，提高患儿的排便能力。每袋15ml，婴儿起始剂量5ml/d，维持量5ml/d；1~6岁起始剂量5~10ml/d，维持量5~10ml/d；7~14岁起始剂量15ml/d，维持量10~15ml/d。治疗几天后，可根据患儿情况酌减剂量。本品宜在早餐时一次服用。根据乳果糖作用机制，一至两天可取得临床效果。如服用两天后仍未有明显效果，可考虑加量。副作用：初次服用时常有腹胀，数日后消失，大剂量服用可能会出现腹痛、腹泻。大分子聚乙二醇–4000是线性长链聚合物，通过氢键固定水分子，服用后使水分保留在结肠内，增加粪便含水量并软化粪便，恢复粪便体积和重量至正常，促进排便的最终完成，从而改善便秘症状。由于其基本不被肠道吸收，因此不会影响脂溶性维生素的吸收和电解质的代谢，对治疗慢传输型和出口梗阻型便秘效果良好，是目前便秘常规治疗的一线药物。一般用于8岁及8岁以上儿童，每次1袋（10g），每天1~2次；或每天2袋，一次顿服。每袋药物溶于50~100ml水中服用。本品呈水果味，患儿服用依从性相对较高。需注意的是，儿童使用该药应为短期治疗，最长疗程不应超过3个月。副作用：药物过量可引起腹泻、腹痛和呕吐。

4）润滑性缓泻剂：主要包括甘油、蜂蜜、液体石蜡。液体石蜡是一种矿物油，在肠中不消化，不吸收，可润滑肠壁和粪便，并阻碍肠中水分的吸收，使粪便软化容易排出，适用于幼儿。每次口服0.5ml/kg，睡前服用。副作用：因妨碍脂溶性维生素、钙、磷的吸收，不宜长期服用。1岁以下的小儿禁止服用液体石蜡，以防止误吸导致吸入性肺炎。

（2）促胃肠动力药：药物主要作用是恢复胃肠动力功能，用于严重便秘粪便清除以后胃肠蠕动功能的激发和维持，常用的包括5-HT激动剂、阿片受体拮抗剂，由于阿片受体拮抗剂会刺激肠蠕动和逆转阿片的胃肠副反应，因此仅用于成人顽固性便秘的治疗。5-HT受体广泛存在于肠神经元中，特别是肠道局部含P物质的传入神经元中。5-HT通过直接激活5-HT门控离子通道，使细胞很快和暂时去极化，从而调节细胞活性，增强神经介导的胃肠道运动与分泌。

（3）益生菌治疗：WHO对益生菌治疗的定义为给予足够数量的、能够对宿主健康产生有益作用的活微生物。益生菌可通过调节胃肠动力，调节肠道内环境，参与结肠酵解以及调控细胞因子释放等多种途径，同时也参与肠道的健康调控和全身多种疾病的发生过程，被广泛用于小儿腹泻、肠易激综合征以及肝病的治疗。目前广泛使用的益生菌主要包括双歧杆菌、酪酸梭菌、乳酸杆菌和肠球菌等。根据双歧杆菌DNA同源性和糖发酵过程的不同，可将其分为24种，其中婴儿型双歧杆菌、短双歧杆菌、长双歧杆菌和青春双歧杆菌存在于人体中。婴儿型双歧杆菌自婴儿出生后2~3天开始繁殖，5~7天达到高峰；5岁以下儿童常驻菌以婴儿型双歧杆菌为主。婴儿型双歧杆菌可以保持肠道环境相对稳定，抑制致病病原（如大肠埃希菌、痢疾志贺菌、伤寒沙门菌等致病菌）的生长。除此之外，与其他类型的双歧杆菌相比，婴儿型双歧杆菌对胃酸和胆汁有更强的耐受力，并且肠道定植能力极强，定植后能够产生多种有机酸，降低肠道pH值，同时产生抗菌物质双歧因子，可促进多种细胞因子的分泌，抑制腐生菌增殖，因此往往作为改善肠道功能的首选菌种。

在众多的肠道菌种中，很多菌种之间存在相互促进、协同增效的作用，关于菌种之间的相互作用目前研究较为广泛，机制相对明确的是酪酸梭菌与其他菌株的作用。酪酸梭菌是人类正常肠道常驻菌之一，为革兰氏阳性厌氧菌，内生芽孢，对酸碱环境以及抗生素高度耐受，并能抑制胺、吲哚和硫化氢等有害气体产生的毒性作用。酪酸梭菌能够促进肠道动力功能，调节肠黏膜屏障功能。最主要的是，酪酸梭菌能产生一种对结肠生理功能起到重要作用的短链脂肪酸——丁酸，因此也被称为丁酸梭菌或丁酸菌。丁酸是结肠上皮细胞最主要的能量来源，能促进肠黏膜上皮的增殖分化和再生修复，还可以通过调控多种炎症介质和细胞因子的释放来调节肠道免疫功能。研究显示，肠道内酪酸梭菌在自身快速繁殖的同时，能够将肠道内的多糖分解为低聚糖，促进肠道婴儿型双歧杆菌快速增殖，增强婴儿型双歧杆菌的治疗效果。婴儿型双歧杆菌联合其他菌种应用能起到协同增效的作用，在菌种选择时作为常规推荐，目前已有成熟的制剂应用于临床。

除双歧杆菌和酪酸梭菌，乳酸杆菌也是常用的菌种之一，乳酸杆菌能产生乳酸，改变革兰氏阳性菌细胞膜的通透性。乳酸杆菌还可调节肠道微生物平衡，产生抗菌物质，竞争营养物质从而抑制有害菌，通过诱导黏附素的分泌或阻止细胞凋亡来增强肠道的屏障作用。因此乳酸杆菌也是临床治疗中常用的菌种之一。

虽然益生菌广泛用于便秘的临床治疗，并且在便秘轻症以及便秘的治疗维持期方面均取得满意的治疗效果，但目前仍缺乏足够的循证医学证据支持此观点，因此益生菌在便秘中的使用目前尚处于探索阶段，需要一线临床工作者长期的临床实践进行验证。

4.解除粪便嵌塞

（1）塞肛法：①开塞露：最常采用，可刺激肠道，软化粪便。直肠内注入5~10ml后，5~20分钟即可使嵌塞的粪块顺利排出，8小时后可重复利用。②温盐水灌肠：对肠道刺激性小，较为温和，用量依年龄而异。③肥皂：在家中可用小肥皂条插入婴儿肛门通便。

（2）灌肠疗法：对于顽固性便秘患儿，常规排便训练及药物治疗效果不佳时，往往需要先进行灌肠治疗。灌肠是利用等渗液体清除肠道内的潴留粪便，达到清洁肠管、促进肠蠕动、促进排便的目的。通过一定疗程的结肠灌肠治疗，彻底软化、清除布满整个大肠内的硬结大便，还可以促进肠黏膜的分泌，促进结肠蠕动；此外，定期结肠灌肠治疗还能促进患儿建立意识性排便反射，从而恢复正常排便功能。

5.生物反馈疗法

生物反馈疗法是治疗排便失调症的主要方法，目的是改善腹肌和肛门直肠肌肉的协调性。便秘的生物反馈训练是借助声音和图像反馈刺激大脑，训练患儿正确控制肛门括约肌的舒缩，可提高患儿对排便感觉的敏感性，达到控制排便的目的。此疗法近年来广泛应用于治疗小儿功能性便秘，与传统的药物、手术治疗相比，具有简便、无创、无副作用、费用较低廉、可门诊治疗及易随访等优势，疗效肯定。

6.中医中药治疗

便秘首辨虚实，次辨寒热。实证多由食积便秘、燥热内结和气机郁滞所致。一般病程短，病情轻浅；粪质多干燥坚硬，常腹胀扣按。虚证多因气血亏虚，失于濡润，传导无力；一般体质较弱，病程长，病情顽固，粪质不甚干结，但欲便不出或排出不畅，常腹胀喜按。热证者多有面赤身热、口干、尿黄、腹胀满而痛、舌红苔黄等实证兼症；寒证者常见面色青白，四肢不温，喜热恶寒，小便清长，舌淡苔白之寒象。

（1）实秘

1）食积便秘：大便秘结，脘腹胀满，不思乳食，或恶心呕吐，手足心热，小便短黄；苔黄腻，指纹紫滞，或脉沉有力。治则：降逆和胃，行气通便。方药：麻子仁丸润肠泄热，行气通便。

2）燥热便秘：大便干结，排出困难，甚至秘结不通，面红身热，口干口臭，腹胀或痛，小便短赤，或口舌生疮；舌质红，苔黄燥，指纹紫滞，或脉滑数。《温病条辨·解儿难》曰："小儿稚阳未充，稚阴未长也。"小儿为稚阴稚阳之体，若过用辛温药物，或过食辛辣香燥、油煎炙煿之品，导致胃肠积热，常可耗伤津液。治以清肺导滞、润肠通便，以黄芩、麦冬、莱菔子、枳实、火麻仁、苦杏仁、当归、鸡内金、山楂、槟榔组方。

3）气滞便秘：大便秘结，欲便不得，胸胁苦满，呃逆，嗳气频作，胃纳减少，舌质红，苔薄白，指纹滞，或脉弦。小儿久坐少动，或情志失和，或环境和生活习惯突然改变，每致气机郁滞，脾胃肠道运化传导功能失常，糟粕内停，不得下行，致大便秘结。方用六磨汤以顺气导滞。

（2）虚秘

小儿脏腑娇嫩，气血未充，若先天禀赋不足，或后天失养，或吐衄便血，失血过多，或高热大汗，或过用发汗、通下、燥热之药，耗气伤津，致气血虚衰，气虚则脾胃运化传导无力，血虚则津枯无以濡润肠道，最终导致大便不利。病久及肾，真阴渐亏，则肠道干涸，阴损及阳，温煦无权，则不能蒸化津液，温润肠道，使糟粕难行，导致便秘。

1）气虚便秘：虽有便意，大便不干硬，但努挣乏力，难于排出，挣则汗出气短，便后疲乏，面色㿠白，神疲懒言；舌淡，苔薄，指纹淡，或脉弱。方用黄芪汤补气润肠，健脾升阳。

2）血虚便秘：大便干结，努挣难下，面色无华，唇甲色淡，头晕心悸，舌淡嫩；苔薄白，指纹淡，或脉细弱。方用润肠丸养血润肠。

7.小儿推拿治疗

小儿推拿是以阴阳五行、脏腑经络等学说为理论指导，运用各种手法刺激穴位，使经络通畅、气血流通，以调整脏腑功能、治病保健的方法。小儿推拿治疗在便秘等小儿消化系统疾病治疗中具有不可替代的作用。

（1）实秘：治疗重在泄热、导滞、通便。处方：基本方重点在退六腑、推下七节骨、清大肠，加清脾经、清胃经（各150次，清除脾胃积热），捏板门（10次，化积消导退热），揉内劳宫（150次），清天河水（150次），揉膊阳池（150次，通便要穴），捏脊（3次）。

（2）虚秘：治疗重在益气养血，润肠通便。处方：基本方重点在推下七节骨，加补脾经、补肺经、补肾经、推上三关、点揉足三里（各150次~200次，补益脏腑，润肠通便）、捏脊（3~5次）。

8.脐敷疗法

脐为任脉神阙穴，大黄脐敷起到了穴位刺激和药物局部吸收的双重作用。方法如下：取大黄粉30g，每次取用3g，用适量蜂蜜或75%酒精调匀，外敷脐部及周围皮肤，用纱布、医用胶布固定，持续敷6~8小时，每日换药1次。

第二节　妊娠期妇女便秘的防治

妊娠期便秘患者在临床中较为多见，严重者不仅影响患者的生活质量，如果处置不当，还会引起尿潴留、肠梗阻，甚至对处于发育阶段的胎儿产生不良影响。因此，妊娠妇女应通过饮食调节、科学运动等措施以防治便秘。

一、病因

1.西医学病因分析

（1）妊娠期由于体内产生大量的孕激素，导致肠道平滑肌肌张力减低，大肠蠕动减慢，粪便中水分被充分吸收，导致大便秘结。

（2）孕期在6个月以上时，子宫增大，压迫肠管，使肠内容物运动障碍；同时，由于盆腔淤血，直肠蠕动功能下降，粪便停留于肠腔内的时间延长，增加了水分的吸收。

（3）妊娠期胃酸分泌减少，胃肠蠕动减低，易出现肠胀气。

（4）妊娠中后期子宫增大，不仅压迫肠管，盆腔血管同样受压，易诱发痔疮，甚至脱肛，从而加重便秘。

（5）妊娠期运动减少及饮食生活方式的改变，均可引起或加重便秘。

2.中医学病因分析

中医学认为，妊娠期妇女便秘多由气血津液下降养胎，大肠津液亏耗，便不得津，以致便秘。多见于气虚和阴血不足者，气虚则大肠传送糟粕无力，传导失司；阴血亏虚多因血聚胞宫养胎，因而相对血虚，肠道失于濡养而致大便艰涩。

二、预防和治疗

1.饮食疗法

妊娠期妇女饮食中缺少纤维素是导致便秘的原因之一。高纤维膳食是治疗和预防便秘的最好方法。妊娠期妇女在饮食中应增加新鲜水果、粗粮等高纤维素食物，禁食辛辣、油腻、刺激性食物，并增加水分的摄入。

（1）宜吃的食物：妊娠期妇女应食用富含粗纤维的蔬菜、水果及谷物制品，如菠菜、苋菜、胡萝卜、马铃薯、梨、香蕉、李子、柿子、葡萄、黑面包、燕麦片等，以便粪便刺激肠壁，使肠蠕动加快，便于排出。必要时可加食琼脂，利用其吸水性，使肠内容物膨胀而增加容积，刺激肠壁，利于排便。

多食富含维生素B族的食物，如粗粮、酵母、豆类等，可促进肠蠕动。

多食可产气的食物，如生葱、生蒜、蜂蜜、饴糖、乳糖、土豆、萝卜等，可促进肠蠕动，利于排便。

适当进食油脂类食物，如香油、椰子油（炒菜时做烹调油，适当加多些）、核桃仁、肉类等，可起到润肠的作用。各种果仁如芝麻、核桃、杏仁、瓜子、松子等富含油脂，有润肠通便的作用。芝麻、核桃等果仁还有滋阴补血、生津润燥、补益肝肾的作用。

适当多吃酸奶及果仁。酸奶含多种益生菌，能调节肠道菌群，从而防治便秘；银耳有润肠通便的作用，可以经常食用。

忌酒、浓茶、辣椒、咖啡等刺激性食品。香辛调料如芥末、胡椒、生姜、陈皮末等，因刺激性强，不宜多用，否则容易引起胃肠道黏膜炎症。

如果妊娠期无水肿、高血压等情况，可在清晨起床后饮温开水1杯，或加适量食盐，饮后可增加肠内容物容量，利于排便。

（2）食疗验方

蜂蜜水：每日冲饮50~100g的蜂蜜或300~500ml的鲜榨果汁，可每晚睡前饮用，促进次日早晨排便。便秘严重者也可在次日早晨空腹加饮1次。

水果：每日可选择性食用梨1~2个，黄瓜1~2条，番茄1~2个，胡萝卜1~2个，草莓100~200g，西瓜500g，香蕉1~2根。上述蔬菜水果，食用种类和数量按需自定，吃后不要马上吃饭，有预防和治疗便秘的作用。

韭菜炒豆芽：新鲜韭菜100g，绿豆芽100g，花生油30ml，食盐、酱油、香油适量，大火快速烹炒。此菜富含纤维素，可促进胃肠蠕动，防止便秘。

凉拌菠菜：鲜菠菜250g，焯水后，加食盐、香油适量，拌匀即食，常食对改善便秘有效。

（3）药膳粥

核桃粥：核桃仁4个，粳米100g。将核桃仁捣碎，同粳米一起煮成粥。适用于体虚肠燥型妊娠期便秘患者食用。

芝麻粥：先取黑芝麻适量，淘洗干净，晒干后炒热研碎，每次取30g，同粳米100g煮粥。适用于体虚、头晕耳鸣的妊娠期便秘患者。

红薯粥：红薯50g，小米50g。加清水适量，用武火烧沸后，转用文火熬成粥食用。

2.药物治疗

（1）用药注意事项：妊娠期妇女属于特殊人群，对药物安全性的要求显著高于其他人群。只有非药物治疗手段无效时才考虑行药物治疗。而传统的缓泻药因可引起肠蠕动加快，刺激子宫收缩，增加流产或者早产的风险。在行灌肠治疗时，治疗中禁用肥皂水或盐水大量灌肠，以防引起子宫收缩而致早产，更不能用药力峻猛的攻下药，慎用口服的润滑性泻药，如蓖麻油、液状石蜡等，因会影响肠道对营养成分的吸收，如影响对脂溶性维生素地吸收。服用导泻药或者强刺激作用的润肠药，会使胃肠蠕动增强而引起子宫收缩，易导致流产或者早产。

（2）常用药物

非比麸：有学者报道小麦纤维素（商品名：非比麸）对妊娠期便秘的治疗效果较好且用药安全性高。小麦纤维素颗粒中不可溶性纤维素含量较高，具有很强的水结合能力，可吸收大量水分，使大便硬度正常化；且小麦纤维素吸收后具有很好的膨胀能力，可增加大便的体积和重量，从而促进肠蠕动，缩短大便在肠道的运转时间，使大便排出更加顺畅；小麦纤维素同时又可作为肠内益生菌的发酵底物，促进益生菌的生长，有效改善肠道菌群分布。

乳果糖：另有研究报道，乳果糖对治疗妊娠期妇女便秘有着良好的临床疗效，耐受性良好且用药安全性高。乳果糖是一种人工合成的双糖，不被小肠吸收，于肠腔内可形成渗透梯度，保留肠腔内的水分。可在结肠内经细菌作用分解为乳酸和醋酸，可使粪便软化，因而增加肠内容积和肠蠕动，促进排便。因其还是一种益生元，可增加肠道中益生菌如双歧杆菌和乳酸杆菌的数量及短链脂肪酸的含量，降低拟杆菌、梭状芽孢杆菌和肠杆菌等不良菌群的数量，减少粪便中致癌酶的活性，产生对肠道有益的作用。

益生菌：益生菌对治疗妊娠期妇女便秘亦有良好的疗效。如双歧三联活菌胶囊适用于孕中晚期的便秘患者，它可直接补充人体肠道的正常生理性菌群，调整肠道菌群，改善肠道微循环，促进身体对营养的分解、吸收，合成身体所需维生素，激发身体免疫力，并抵抗肠道致病菌的定植，抑制肠道致病菌的产生。治疗菌群失调引起的肠功能紊乱、便秘。另双歧杆菌三联活菌胶囊口服后，可完全、迅速地到达肠道，定植于肠道的不同部位，通过重建宿主肠道菌群间的微生态平衡，调整和补充正常菌群，维持正常肠蠕动（双歧杆菌和乳酸杆菌的代谢产物为醋酸和乳酸，可使肠道pH值下降，使肠腔内渗透压增加，水分增加，肠蠕动加快）。且双歧杆菌三联活菌胶囊属B类药物，对胎儿毒副作用小。

3.中医辨证治疗

中医学认为，妇女在妊娠期脏腑、经络之阴血下注冲任以养胎元，故"血感不足，气易偏盛"。胎产病以补肾滋肾、疏肝养肝、健脾和胃、调理气血为治则，妊娠期便秘尤应注意滋肾、健脾、调理气血。

应注意的是妊娠期间用药尤应谨慎，凡峻下、滑利、祛痰、破血、耗气、散气之药及一切有毒药品宜慎用或禁用。但在病情需要的情况下，也可适当选用药物，严格掌握剂量，并"衰其大半而止"，以免动胎、伤胎。同时，应注意治病与安胎并举。辨证治疗如下。

（1）血虚阴亏：治以滋阴补血润燥。四物汤（熟地黄、白芍、川芎、当归）去川芎、当归，加肉苁蓉、柏子仁、火麻仁。兼阴虚火旺者治以人参麦冬散（人参、麦冬、茯苓、黄芩、知母、生地黄、炙甘草、竹茹）加桑椹、肉苁蓉、柏子仁、火麻仁。

（2）血热肠燥：治以育阴清热润燥。保阴煎（生地黄、熟地黄、白芍、山药、续断、黄芩、黄柏、甘草）加桑椹、决明子、火麻仁。

（3）肺脾气虚：治以益气固冲润肠。八珍汤（熟地黄、白芍、当归、川芎、党参、白术、茯苓、甘草）去川芎、当归，可加黄芪、火麻仁、白蜜等。

（4）气机郁滞：疏肝行气通便。逍遥散（柴胡、当归、白芍、白术、茯苓、甘草、煨生姜、薄荷）去当归，加紫苏梗、决明子，郁而化热者加栀子、黄芩。

4.茶饮治疗方

胖大海茶：胖大海5枚，放在茶杯或碗里，用沸水约150ml冲泡，15分钟后，待其发大时，少量分次饮服。

连翘茶：取连翘15~30g，煎沸代茶饮，每日1剂。

决明子茶：取决明子3~6g，沸水冲泡，代茶饮。

四仁润肠茶：炒杏仁、柏子仁、松子仁、火麻仁各10g，用500ml沸水冲入，加盖浸泡15~20分钟即可，代茶饮。

茭白代茶饮：茭白，又称菱笋，富含蛋白质、多糖、维生素B$_1$、维生素B$_2$、维生素C及钙、磷、铁、锌及粗纤维素等营养成分。

5.其他治疗

便秘常见于妊娠期妇女。对于初次发生的便秘，可首先建议患者改变生活方式，多饮水、多食蔬菜等富含纤维素的食物，上述措施无效时再考虑药物治疗。以上方法可供参考，禁止使用中药番泻叶、大黄等药效较强的刺激性泻剂，因肠蠕动剧增有引起子宫收缩的可能，极易导致流产或早产。

第三节　老年人便秘的防治

便秘在老年人群中较为常见，与不良生活习惯，合并多种疾病、药物作用等多种因素相关，不仅严重影响老年人的生活质量，还可加重或诱发基础疾病，危害较大。应根据老年患者的病因，采取科学、综合的预防和治疗措施，提高生活质量。

根据老年人便秘的发生特点，可将其分为以下几类：①单纯性便秘，由于个人的不良生活习惯所致，如食物过于精细而缺乏膳食纤维，导致肠内容物不能有效刺激肠道；②功能性便秘，包括慢传输型便秘、排便障碍型便秘、混合型便秘；③器质性便秘，由于心身疾病及肛门、直肠等器质性疾病所致；④药物性便秘，由长期服用泻药所致，或因服用抗抑郁药、镇痛药、抗酸药、利尿药、降压药等药物诱发。

一、病因

1.西医学对老年人便秘的认识

（1）年龄生理因素：对于老年人，随着年龄增长，身体会发生以下生理变化，导致出现或加重便秘：消化系统功能减退、口渴感觉功能下降、咀嚼能力下降、消化功能减弱；腺体老化，唾液腺、胃肠和胰腺的消化酶分泌减少，唾液、胃液、肠液相应分泌减少；结肠肌层变薄，肠道平滑肌张力减退、蠕动减慢；膈肌、腹肌、肛提肌和肠道平滑肌的肌力减退，不易协助排便；老年人直肠对容量刺激存在低敏感度，直肠顺应性变大。上述因年龄增长所导致的病理生理变化是造成老年人便秘的重要因素之一。

（2）饮食因素：多项研究发现，不良的饮食习惯与老年人便秘的发生关系密切。如晨起饮水者便秘的发生率低，定时、定量进餐，以及摄入蔬菜和水果多者便秘的发生率低。没有晨起饮温开水习惯，日饮水量低于500ml，每天不吃水果，吃蔬菜种类少的老年人便秘发生率高。

因老年人牙齿脱落，食物过于精细，缺乏膳食纤维，且食物摄入量不足，使粪便体积减小、黏滞度增加，在肠道内转运缓慢，水分被过量吸收，易导致便秘的发生。而暴饮暴食、饮酒，食生冷、辛辣、油炸等刺激性食物，偏食、饮水量偏少等，均与老年人便秘发生有关。

（3）不良排便习惯：不良的排便习惯是造成老年人便秘的关键因素之一。研究发现，早晨及上午排便者便秘的发生率低，经常抑制便意者便秘的发生率高。

部分老年人生活起居无规律，未形成良好的排便习惯，排便时注意力不集中，喜欢在排便时读书、看报、听广播或思考问题，会影响排便、诱发痔疮，引起或加重便秘。还有一部分卧病在床的老年人，因不习惯在床上排便而抑制便意，导致粪便在肠道内的停留时间过长，导致大便秘结，发生便秘。

（4）缺乏运动：适量的运动可维持肌肉张力，刺激肠道蠕动，有助于维持正常的排便功能。长期卧床、久坐不动、缺乏运动的老年人，因缺少推动粪便运动的运动性刺激，往往易患便秘。另外，老年人由于心血管、骨骼、神经系统的衰退，使其活动受限，运动量减少，肠蠕动功能降低，导致排便困难，易诱发便秘。

（5）心理因素：研究发现，伴有抑郁和焦虑的老年人便秘的发生率高于无抑郁和焦虑的老年人，不良情绪与便秘的发生相关。

（6）疾病影响：老年人常伴有心脑血管疾病、肺心病、全身营养不良、体质衰弱等疾病，常导致老年患者久坐不动或卧床不起，均可导致便秘，甚至是顽固性便秘。亦可因前列腺肥大、尿潴留、膀胱增大导致排便不畅，而诱发便秘。

（7）睡眠质量：老年人的睡眠质量亦会影响排便情况。睡眠质量差的老年人易患便秘。老年人由于大脑皮质功能减退，新陈代谢减慢，体力活动减少，所需的睡眠时间减少，会影响次日的体力和精神状态，增加了排便的困难。

（8）药物影响：许多老年人患有多种慢性疾病，需长期服药治疗，利尿药、镇静催眠药、抗抑郁药、阿片类镇痛药、抗胆碱类药、钙离子拮抗药等药物均会导致便秘。另外，有的老年人长期滥用泻药，导致肠壁神经感受细胞的应激性降低甚至变性，肠道平滑肌张力降低，影响正常的排便反射，致使便秘的发生。

2.中医对老年人便秘的认识

从病因病机来看，老年人便秘是因年老体衰、久病亏虚，导致胃肠传导功能低下，粪便停聚难行；或为气机郁滞、胃肠消化障碍，通降失常、传导失司，糟粕内停，热结其中；或为肺失肃降，腑气壅滞、气化不足，大肠津液失润，以致干结不行；或为肾阴不足、肾气虚弱，津亏肠燥，以致运化艰涩。

（1）气血不足：因年老体虚，脾胃功能不足，气血生化无源，气虚则大肠传导无力，血虚则津液枯竭，大肠失去濡润，导致便秘。

（2）阳虚寒凝：年高体弱，阳气不足，则阴寒内生，凝滞肠胃，或阳气不运，津液不行，肠道传导无力而致便秘。

（3）阴液不足：老年体弱或久病，或服用泻下药物过多，导致津液大伤，肠道干枯，大便燥结难下。

（4）气机郁滞：年老之人，多忧善虑或久坐少动，导致气机郁滞、腑气不通，糟粕内停而致便秘。

（5）胃肠积热：素体阳盛，或饮酒过度，或过食辛辣厚味，导致胃肠积热，或热病之后，余热未尽，耗伤津液，使肠道失于濡润而致便秘。

二、临床表现和危害

1.临床表现

老年人便秘的主要临床表现是排便次数减少和排便困难，排便次数每周少于2次，严重者长达2~4周才排便1次；另有老年患者的主要症状以排便困难为主，排便时间可长达30分钟以上，或每天排便多次，但排出困难，粪便硬结如羊粪状，且数量很少。此外，还伴有腹胀、食纳减少、排便前腹痛等症状。查体可见左下腹有存粪的肠袢，肛门指检有粪块残留。

2.危害

（1）排便困难、粪便干燥，可直接引起或加重肛门直肠疾患，如直肠炎、肛裂、痔疮等。

（2）便秘时，粪便滞留，有害物质的吸收可引起胃肠神经功能紊乱，导致食欲缺乏、腹胀、嗳气、口苦、矢气等症状。

（3）便秘可致肠内致癌物质长时间不能排出，增加结肠癌的患病危险。

（4）便秘造成排便时过度用力，使腹压增加，易诱发心脑血管疾病，如心绞痛、心肌梗死、脑出血、脑卒中、猝死等。

三、诊断

1.临床诊断

对老年人便秘的诊断更应注重病史的详细采集，应注意了解便秘的起病时间和治疗经过，近期排便时间的改变，问清排便次数，有无排便困难、费力及大便是否带血，是否伴有腹痛、腹胀、上胃肠道症状及能引起便秘的其他系统疾病，注意排除器质性疾病。若病程较长，病情无变化者，多提示功能性便秘。

体格检查中，应注意检查腹部有无扩张的肠型、是否可触及存粪的肠袢。注意进行肛门和直肠检查，可发现有无直肠脱垂、肛裂疼痛、肛管狭窄，有无嵌塞的粪便，还可估计静息时和用力排便时肛管张力的变化。

鉴别诊断主要是要与器质性疾病所致的便秘相鉴别，尤其是结肠癌。结肠癌的早期症状不明显。排便习惯的改变，如便秘、腹泻或两者交替可能是结肠癌的早期表现，便血尤其是排便后出血是结肠癌常见的症状；可有腹部持续性隐痛，便秘与里急后重常同时存在；浸润型结肠癌易并发肠梗阻；腹部查体和肛门指诊有时可触及肿物。若老年便秘患者合并上述临床表现，粪便隐血持续阳性，肿瘤标志物增高，应高度怀疑肿瘤，必须行肠镜等辅助检查手段确诊。

2.辅助检查

（1）实验室检查：①粪便检查：观察粪便的形状、坚硬度、有无脓血和黏液等，粪便常规及隐血试验是常规检查内容。②直肠指检：有助于发现直肠癌、痔疮、肛裂、炎症、狭窄、坚硬粪块堵塞，以及外来压迫、肛门括约肌痉挛或松弛等；还可触及直肠内残存的干燥粪块。

（2）胃肠X线检查：胃肠钡餐检查对了解胃肠运动功能有参考价值，正常时，钡剂经口服后可在12~18小时内可达到结肠脾区，24~72小时内应全部从结肠排出，便秘时可有排空延迟。钡剂灌肠，特别是采用结肠低张双重造影对发现便秘的病因有帮助。

腹部平片能显示肠腔扩张及存留的粪便和气液平面，可确定器质性病变，如结肠癌、狭窄引起的便秘。

（3）特殊检查：①结肠镜及纤维乙状结肠镜：可观察肠腔黏膜及肠腔内有无病变和狭窄，还可发现结肠黑变病。②肛管直肠压力测定：可以帮助判断有无直肠、盆底功能异常或直肠感觉阈值异常。③球囊逼出试验：有助于了解直肠及盆底肌的功能有无异常。④盆底肌电图检查：可判断有无肌源性或神经源性病变。⑤结肠传输功能实验：可诊断慢传输型便秘。⑥排粪造影：有助于盆底疝及直肠内套叠的诊断。

四、预防与治疗

1.一般防治

（1）养成良好的排便习惯：指导患者养成良好的生活习惯，每天于早餐后定时排便，排便时精力集中，即使无便意也应坚持定时去厕所蹲10~20分钟或床上给予便器。日常一旦有便意，应立即上厕所或给予便器，不可任由便意消失。坐在马桶上排便时，大腿保持水平位（可以在双脚下垫小矮凳，把双脚垫高），注意力要集中。切忌排便时剧烈用力，以免发生意外。

（2）学会自我心理调节：要教会老年人自我心理调节的方法，如应积极参加社区活动，以舒畅心情、减少烦恼、消除孤独感，调整好自己的脏腑功能和精神状态，减少与便秘相关疾病的发生。

（3）睡眠卫生：睡眠卫生主要涉及生活方式和环境因素，包括噪音、光线等。在上床入睡前4~6小时不要服用含咖啡因或尼古丁类的食物或药物；在上床前避免进食过饱和饮用过多液体；减少白天睡觉时间和卧床时间；在睡眠期间噪声、光线、温度等都应调整到适宜的状态。

（4）治疗原发病：便秘可能是某种疾病的伴随症状，应早日诊断便秘的原因，及时治疗原发病，如痔疮、肛瘘、结肠癌、直肠疝等。

（5）科学锻炼：应鼓励老年人行力所能及的体育锻炼，促进肠蠕动，防治便秘。

1）散步：散步是预防中老年人便秘的一种小运动量活动。散步的距离和持续时间依个人具体情况而定。

2）慢跑：慢跑对预防和缓解便秘同样有效果。一开始每次跑步时间不要超过10~15分钟，中间可以有一个慢走的过程。慢跑时间可以在1个月内逐步提升到20分钟。慢跑时每分钟心率不超过180减去年龄数为度。例如，60岁的人慢跑时心率不宜超过每分钟120次（180−60=120），慢性病患者跑步速度还可再适当降低，跑步时间也可短些。

3）游泳：老年人在水中慢速游泳，是防治便秘的有效方法。游泳可促进血液和淋巴循环，同时锻炼腹部肌肉，增加腹压，促进肠蠕动，以利于排便。

4）打太极拳、八段锦、舞剑：上述运动动作舒缓柔和，均可发挥修身养性、陶冶情操、强身健体、锻炼腰腹部肌肉力量的作用，从而缓解便秘。

5）提肛运动、肛门会阴锻炼法：指导老年人进行提肌运动，嘱其有意识地让肛门和直肠往上提，然后再放松，每天做20次，要持之以恒。此方法已被证实可提高排便肌群的收缩力，进而促进排便。肛门会阴锻炼法是指随意收缩肛门和会阴5秒钟，再舒张放松5秒钟，如此反复10次，可增加肛门外括约肌、耻骨直肠肌和肛提肌的随意收缩力，保持排便通畅。

6）脐周按摩：于每晚睡前或早餐后30分钟或便前20分钟进行，嘱患者按摩前排尿，取半坐半卧位或仰卧位，自然放松，用手的大小鱼际在患者脐周以顺时针方向按摩，每次10~15分钟，每天早晚各1次。脐周按摩法要缓慢、柔和，力量要适中，以有温热感为宜。

7）中医气功疗法：内养功、吐纳功、站桩功、六合功等功法对防止便秘亦有一定的疗效。

2.饮食治疗

（1）饮食原则：首先，要改变不良的饮食习惯。若心脏功能允许，可多饮水，清晨起床后饮500ml温开水，有助于促进胃肠蠕动，通畅大便。主食不要过于精细，要多样化，粗细粮搭配，不要忽视豆制品的摄入，应多食含纤维素高的蔬菜和水果。例如每天吃1顿麦片粥，经常吃全麦面包、蔬菜、水果。每天保证摄入500g蔬菜，多食芹菜、茭白、韭菜、菠菜、丝瓜、洋葱、木耳、海带、蘑菇等。若无糖尿病，每日可摄入100~200g的水果，如葡萄、杏子、鸭梨、苹果、香蕉等，能刺激和促进肠道蠕动，可经常食用。牙齿不济的老年人，要多吃带馅的食物，如包子、蒸饺、水饺等，或把蔬菜切成菜末做熟，水果制成果泥，并可适量食用酸奶以调节肠道菌群。

有润肠通便作用的食物如红薯、绿豆、燕麦、薏苡仁、小米、糙米、红豆、胡萝卜、山药、牛蒡、芦笋、莲藕、白萝卜、地瓜、各种干果等，可根据个人情况酌情食用。

（2）药膳疗法：在食物中适当添加可润肠导便的中草药，起到缓解便秘的作用。

1）芝麻粥：黑芝麻10g，粳米250g，蜂蜜适量。先将芝麻放热锅内炒熟备用，粳米加入适量水煮到8成熟，放入备好的芝麻和蜂蜜，拌匀后继续煮至全熟，做早晚餐食用。

2）菠菜芝麻粥：将100g粳米洗净，放入锅中，粳米煮至开花时放入200g菠菜，再煮沸后放入50g芝麻。能润燥通便，养血止血，适用于老年性便秘、痔疮等。

3）百合粥：取百合250g，蜂蜜适量，将百合加适量清水煮成糊状后，加入蜂蜜拌匀，然后食用，每日1次。

4）红薯粥：取红薯200g，白米适量，将红薯洗净去皮，切成小块状后，与白米加水共同煮成粥，每日两次，可作早晚餐食用。

（3）脐敷疗法：药物贴敷于肚脐不仅能够使药效直达胃肠以推陈致新，而且还能对脏腑经络进行调节，以达到治疗便秘的目的。大黄粉脐敷治疗便秘，治疗简单、安全、无不良反应，且效果较好。在胚胎发育过程中，脐为腹壁最晚闭合处，皮下无脂肪组织，脐下有丰富的血管及大量淋巴管与神经，故吸收性强。生大黄味苦寒，可以荡涤肠胃，通利水谷，所含的大黄酸能刺激大肠壁，引起肠管收缩、分泌增加，使大肠内容物容易排出，从而达到泻下通便的作用。

脐为任脉神阙穴，大黄脐敷起到了穴位刺激和药物局部吸收的双重作用。方法如下：可选用大黄粉30g，每次取3~5g，用适量蜂蜜或75%酒精调匀外敷脐部，用纱布、医用胶布固定，持续敷10~12小时，每日换药1次。

3.西药治疗

通常情况下，如果患者饮水量足够，可以首选口服容积性泻药，例如含多糖或纤维素衍生物的药物。若症状持续，可以考虑改用乳果糖，其为不可吸收性多糖，可在肠腔内形成高渗状态，刺激肠道，发挥导泻作用。

若症状仍不能缓解，还可考虑使用润滑性泻药，如甘油、蜂蜜、液状石蜡等，但长期应用润滑性泻药可导致脂溶性维生素吸收不良。对于严重便秘的患者，也可以考虑短期适量应用刺激性泻药以缓解症状，如蒽醌类、多酚类、脱氧胆酸等药物，常用的有大黄、番泻叶、芦荟等。老年慢性便秘还可使用胃肠动力药物及微生态制剂，胃肠动力药包括西沙比利、莫沙比利，常与其他药物合用。

应注意的是，若合并肾衰竭，应避免使用容积性泻药、盐类渗透性泻药和刺激性泻药；若合并心功能不全，应避免服用盐类渗透性泻药；若合并严重糖尿病，应慎用乳果糖。若在就诊之前，已自行长期服用刺激性泻药并产生依赖时，则应考虑逐步减少刺激性泻药的用量，同时以其他安全的药物替代。

4.中药治疗

中医将便秘分为实秘、虚秘。热秘以清热润肠为主，可服用麻子仁丸；气秘应理气导滞，服以苏子降气汤加味。虚秘又分为多种类型，气虚以益气润肠为主，用补中益气汤加减；血虚则宜养血润燥，四物汤可用；寒凝则应温通开窍，以温脾汤加味。临床上治疗老年性便秘应随症加减，如气血虚弱，推动无力，可用十全大补汤加味；肾阴不足，津枯肠燥，可用增液汤加减；脾虚津少，肾虚寒秘，可用温脾汤加味；中气不足，下传无力，可用补中益气汤加味。

（1）肠燥便秘（热秘）：即热证便秘，是指由于热结于大肠所致的便秘。热秘是便秘并伴有全身热象之表现，如大便干结，状如羊粪；身热面红，恶热喜凉，渴喜冷饮；腹胀不适，甚或脘腹胀痛；口干唇焦，口臭，或口舌生疮及发生皮疹，小便黄赤；舌质红，苔黄，脉数有力或滑数。患者应忌食辛辣厚味，宜多用清凉之食物，凉能清热，润能通肠，热清肠润则大便通畅。方药：麻子仁丸。方中大黄、枳实、厚朴通腑泄热，火麻仁、杏仁、白蜜润肠通便，芍药养阴和营。此方泻而不峻，润而不腻，有通腑气而行津液之效。若津液已伤，可加生地、玄参、麦冬以养阴生津。

（2）血虚便秘：患者大便秘结如栗，因血虚而见面色萎黄无华、唇爪舌淡、脉细，兼有头晕目眩、心悸、面色苍白，舌淡脉细等血虚之症。血虚同时兼有阴虚者，可见口干少津、五心烦热等阴虚内热之象。方药：润肠丸。方中生地、当归滋阴养血，火麻仁、桃仁润肠通便，枳壳引气下行。可加玄参、枸杞子养血润肠。若兼气虚，可加白术、党参、黄芪益气生血，若血虚已复，大便仍干燥者，可用五仁丸润滑肠道。

（3）气虚便秘：症见身体虚弱、面色苍白、呼吸短促、四肢乏力、头晕，动则汗出，语声低微。粪质并不干硬，也有便意，但临厕排便困难，需努挣方出，挣得汗出短气，便后乏力，舌淡苔白，脉弱。方药：黄芪汤。方中黄芪大补脾肺之气，为方中主药，火麻仁、白蜜润肠通便，陈皮理气。若气虚较甚，可加入人参、白术，"中气足则便尿如常"。气虚甚者，可选用红参；若气虚下陷脱肛者，则用补中益气汤；若肺气不足者，可加用生脉散；若日久肾气不足，可用大补元煎。

5.针灸和穴位指压治疗

（1）针刺治疗：热秘者泻足三里、天枢，补照海、支沟；气秘者泻大敦、足三里，补支沟、太白；虚秘者补气海、足三里、脾俞、胃俞，用梅花针轻叩腰骶部两侧；冷秘者，补大肠俞、肾俞、支沟、照海，灸关元。

（2）艾灸法：可使用温和灸、隔姜灸、灯火灸等，常用腧穴有支沟、天枢、大横、气海、神阙、足三里等。

（3）穴位指压法：可通过调整胃肠道功能，防治老年人便秘。常用穴位包括天枢、大肠俞、神门、曲池、足三里，点揉中脘、天枢、气海、关元、支沟等。

第四节 糖尿病患者便秘的防治

便秘是糖尿病患者常见的并发症之一，不仅可引起患者腹痛、腹胀、食欲缺乏，还可导致痔疮、肛裂，增加肛周感染的机会，甚至会诱发心脑血管疾病的发作，影响患者生活质量，对伴有心、脑、肾并发症的糖尿病患者，甚至会加重病情，是诱发猝死的因素之一，应引起重视，科学防治。

一、病因

1.西医病因分析

（1）自主神经功能紊乱：研究发现，由于糖尿病会导致自主神经病变，可使直肠－乙状结肠传输时间明显延长，还可造成直肠的低敏感性、高耐受性，容易引起肠道功能紊乱，引起便秘。

（2）血糖控制欠佳：血糖升高可导致肠黏膜上皮细胞损伤、大肠敏感性降低、大肠自主神经病变；其次，高血糖可因体液高渗透性导致肠道慢性脱水，引起大便干结，排便困难。

（3）代谢紊乱：糖尿病代谢紊乱会影响胃肠运动，或改变外在的神经控制，并因蛋白质消耗过多致使负氮平衡，以致肠道平滑肌、腹肌和盆底肌的肌张力不足，致使排便无力，诱发便秘。

（4）饮食因素：糖尿病患者需进行严格的饮食控制，因进食量减少或食物过于精细，食物残渣相对减少，故大便量也相应减少，不能有效刺激肠蠕动。此外，饮水不足和高脂饮食亦是糖尿病患者发生便秘的重要饮食因素。

（5）药物不良反应：临床常用的降糖药二甲双胍，为增加胰岛素敏感性的药物之一，可抑制食欲，故患者常出现腹胀、腹泻和便秘等不良反应。另外，糖尿病患者常常并发多种疾病，因而服用的药物种类相对较多，如抗胆碱能药、抗抑郁药、降压药和利尿药等，因这类药品中含有铝、钙、铁和铋剂，亦会使粪质干燥而引起便秘，如糖尿病便秘患者滥用泻药，亦可加重便秘。

（6）缺乏锻炼：糖尿病患者常伴发肢体麻木，感觉迟钝，视力下降，甚至脑梗死，造成肢体偏瘫等，不能活动或活动量减少，致使肠蠕动减弱，引起便秘。

（7）不良排便习惯：糖尿病患者由于治疗或环境因素，当出现便意时因不方便排便，有意识克制和忍耐而不立即排便，久而久之会使排便反射逐渐消失，导致产生便秘。

（8）精神心理因素：多项研究证实焦虑、抑郁等不良情绪可诱发或加重便秘。糖尿病是内分泌障碍引起的代谢性疾病，如患者常伴有焦虑、紧张、忧郁等心理问题，可导致便秘。

（9）其他：糖尿病患者中老年人占多数，高龄亦是发生便秘的因素之一，糖尿病患者的肠道菌群失调同样会导致便秘。

2.中医病因分析

戴思恭《秘传证治要诀》云"三消，小便既多，大便必秘"。可见，中医学早已认识到糖尿病会出现便秘症状。中医学认为，糖尿病性便秘病机以气阴两虚为本，燥热、湿浊、血瘀为标，属本虚标实之证。病因是由于肠胃受病，或因燥热内结，津液耗伤，导致肠道失润，大便干结，难以排出；或因病久气阴两伤，因糖尿病迁延日久，可致气阴两虚或阴阳两虚。肺气虚则大肠传导无力；脾气虚则运化功能减退，湿浊内生；阴虚内热，耗津灼液为痰为瘀，气虚血运无力则血瘀。湿浊内停，瘀血阻络，脏腑经络失去滋养作用，造成气血不畅，津液不行，肠道失调。

二、危害

对糖尿病患者而言，便秘不仅仅是一种消化道症状，除了影响患者生活质量，易导致痔疮、肛裂、肛周感染外，长期便秘还会引起多系统危害。

1.心脑血管意外

糖尿病患者便秘合并脑血管病时，用力排便可引起脑血管破裂，发生脑出血而危及生命。用力排便还可造成血压急剧升高，心脏负荷加大，诱发急性心肌梗死的概率大大增加，甚至可诱发心源性猝死。

2.失明

糖尿病患者多合并有视网膜微血管瘤或新生血管，用力排便时血压瞬间增高，可造成血管破裂，引起视网膜出血，导致失明；用力排便还可能造成视网膜脱落而引起失明。

3.对血糖的影响

对糖尿病患者，便秘的危害主要表现为胃肠运动障碍，胃排空延迟，继而影响降糖药及其他药物的药代动力学，使降糖药吸收延迟，与进食后的血糖高峰不匹配，造成血糖控制不良；与此同时，由于血药浓度高峰延迟又可能引起低血糖，造成血糖不稳定，影响降糖药的疗效。

三、预防和治疗

1.非药物治疗

（1）养成良好的排便习惯：让患者及家属充分认识保持大便通畅的重要性，教育其不能抑制排便，可定时在每日早餐后排便，即使无便意也应定时蹲便，以养成定时排便的习惯。在排便时应集中精力，不要阅读报纸或做其他事情。最好采用蹲姿如厕，利用重力和增加腹内压促进排便，严禁用力排便，以防引起心脑血管并发症或加重病情。

（2）饮食调理：可根据患者的标准体重计算每日摄入的总热能，指导其制定食谱，增加食物的种类，在血糖允许的情况下，应鼓励患者多食如麦麸、水果、蔬菜和坚果等纤维素丰富的食物；建议患者多食粗粮、豆类及其豆制品，增加富含维生素B_1的食物，促进胃肠蠕动；适量增加水分的摄入，保证每日饮水2000ml以上，可在清晨空腹饮温水或淡盐水300~500ml；禁食辛辣刺激食物。

（3）科学运动：若患者身体条件允许，可行慢跑、太极、瑜伽、八段锦等简单项目。除了可增加肠蠕动、防治便秘，对控制血糖亦有良好的效果。患者还应重点加强腹肌力量锻炼，如收腹抬腿、仰卧起坐、下蹲与屈髋压腹动作。对于卧床患者，可指导其在床上活动，如行腹部按摩，促进胃肠蠕动。腹部按摩、提肛动作等对防治便秘同样有效。

（4）心理调适：关心患者的心理状态，鼓励其树立信心，减轻疾病带来的心理压力，必要时可求助于专业的心理医生。

2.西药治疗

目前还没有针对糖尿病便秘患者的特异性药物，可根据患者的临床特点，酌情选择容积性泻药、渗透性泻药和刺激性泻药。

容积性泻药可增加粪便容量，使其加速通过肠道，但对患有胃肠道并发症的糖尿病患者，不推荐使用含有高纤维素的药物。临床上常用的渗透性药物有乳果糖、聚乙二醇、山梨醇及硫酸镁等。其中果糖和山梨醇不适宜糖尿病患者使用。而盐类泻药对糖尿病肾病患者应避免使用。含有蒽醌类成分的刺激性泻药可短期使用，但不能长期使用。另外，有研究报道，阿卡波糖可有效地缩短结肠传输时间，在控制血糖的同时，能有效地缓解便秘。肠道动力药对肠道动力欠佳的糖尿病便秘患者亦有一定的疗效。

3.中药治疗

糖尿病患者发生便秘多与肺、脾、肾功能失调有关。肺与大肠相表里，肺中燥热，下移大肠，耗伤津液，导致肠道失调或肺气不降，津不下行，腑气不通，导致肠燥便秘。《石室秘录》曰："大便闭结者，人以为大肠燥甚，谁知是肺气燥乎？肺燥则清肃之气不能下行于大肠。"脾为后天之本，气血生化之源，脾虚运化之力减弱，则气血生化不足，气虚则大肠传导无力，血虚则津枯肠燥，导致便下无力，大便艰涩。肾主一身之阴阳、水液，且司二便，"肾主五液，故肾实则津液足而大便滋润，肾虚则津液竭而大便燥结"。此外，糖尿病患者多食肥甘厚腻之品，易致痰湿内聚，加之消渴日久气血亏虚，血运无力以致血瘀。瘀血阻络影响周身气血津液的运行，导致脏腑失养，功能减退，肠道失润，发为便秘。

（1）肺热津伤，肠道失润：症见口渴多饮，口舌干燥，烦热多汗，大便干结，小便短赤，伴有脘腹胀痛；舌质红，苔薄黄，脉弦滑。治以通腑泄热，润肠通便。方选麻子仁丸加减，腹胀痛甚者，加槟榔以加强行气之力。

（2）脾肾阳虚，阴寒内结：多发生在糖尿病中晚期，症见口渴多饮，多尿，大便干结，排便困难，数日不行；面色㿠白，四肢不温，腹中冷痛，伴腹胀；舌淡，苔白，脉沉迟。治以温补脾肾，润肠通便。方选济川煎加减，若寒凝、腹痛甚者，可加肉桂、木香以温中止痛。

（3）气血亏虚，瘀血阻滞：症见口渴多饮、多尿、消瘦，大便秘结，面色无华，头晕目眩，心悸气短，口唇色淡；舌质紫暗，或有瘀点，脉沉涩细。治以益气养血，活血化瘀。方用八珍汤和桃红四物汤加减。

（4）肺脾气虚，腑气不通：症见大便秘结，但并不干硬，虽有便意，但排便困难，临厕努挣，挣则汗出短气，便后乏力，神疲肢倦；舌淡苔白，脉弱，治以益气健脾，补肺润肠。方用补中益气汤和黄芪汤加减。

（5）津液枯竭，无水行舟：症见大便干结难下，如羊屎状，形体消瘦，面色干枯无华，皮肤干燥脱屑，口舌干燥；舌红，少苔，脉沉细。治宜增液行舟，润肠通便。方选增液承气汤加减。

4.中药外敷疗法

大黄粉脐敷治疗便秘，治疗简单、安全，无不良反应，且效果较好。脐为神阙穴，大黄脐敷起到了穴位刺激和药物局部吸收的双重作用。方法如下：可选用大黄粉30g，每次取3~5g，用蜂蜜或75%酒精调匀外敷脐部，用纱布、医用胶布固定，持续敷10~12小时，每日换药1次。

5.针灸、穴位按摩疗法

由于糖尿病患者容易并发创口感染，故有创操作应尽量避免，如操作时须严格消毒，避开皮肤破溃处，仔细观察皮肤表面变化。

针灸选穴：以天枢、足三里、支沟、照海、上巨虚、大肠俞为主。

耳针：取大肠、直肠下段、三焦、腹、肺、脾、肾，每次酌选3~5穴，毫针浅刺；也可用王不留行籽贴压。

穴位按摩：常用穴位包括天枢、大肠俞、神门、曲池、足三里，点揉中脘、天枢、气海、关元、支沟等穴。

第五节　脑卒中后便秘的防治

脑卒中是指起病较急、由于大脑局部血液循环障碍，导致神经功能缺损，症状至少持续24小时，主要临床表现为肢体无力、感觉障碍、失语等，包括缺血性卒中和出血性卒中的一组相关性疾病。有研究显示，脑卒中有30%~60%的患者存在不同程度的便秘。便秘给脑卒中患者带来极大痛苦，严重影响脑血管疾病的康复。患者用力排便时会使颅内压增高和血压突然升高，从而使再出血风险升高，严重危及生命，应给予重视，积极防治。

一、病因分析

1.疾病因素

排便是反射动作，粪便进入直肠，刺激直肠壁内的感受器，冲动经盆神经和腹下神经传至脊髓腰骶段的初级排便中枢，同时上传至大脑皮层引起便意和排便反射。而脑卒中可损害大脑的排便中枢，扰乱控制排便反射的交感神经及副交感神经的功能，削弱其对蠕动波的调控及对盆底肌肉和外括约肌的松弛作用，使患者胃肠蠕动功能减弱，对直肠壁产生的压力过小，以致不能产生排便反射，从而引起排便功能障碍。

2.饮食因素

脑卒中患者受疾病影响，吞咽困难，不能正常进食或拒食，食物摄入量不足。急性发病卧床后，患者食欲下降，摄入食物和水分较少，致使进入胃肠的食物残渣减少，经胃肠吸收后剩余的食物残渣对结肠壁产生的压力过小，肠内容物不足以刺激正常蠕动，不能引起排便反射。再者，水摄入不足也可导致结肠传输缓慢和粪便干硬，排出困难。再加上呕吐、禁食、脱水药物的使用，导致患者存在不同程度的失水，造成粪便干硬，增加排便难度。再者，脑卒中患者大多数为老年人，牙齿多不健全，消化功能降低，食欲欠佳，喜欢精细饮食，食物中纤维素不足或食量过少，不能对胃肠道产生有效的刺激，导致胃-结肠反射减弱及肠内压不足，则排便反射也因此减弱，引起便秘。

3.药物因素

脑卒中患者可能会使用呋塞米、甘露醇等脱水药，致使肠壁细胞对肠道内水分吸收增加，使大便干结，引起便秘。此外，由于脑卒中患者可能需卧床治疗，病情复杂时，还会使用降压药、止咳药、副交感神经抑制药、吗啡类镇痛药、激素等药物，上述药物会抑制肠蠕动，引起便秘。

4.心理因素

精神心理因素，尤其是抑郁和焦虑为发生功能性便秘的重要原因之一。如焦虑可增加盆底肌群的紧张度，从而引起排便时肛门直肠矛盾运动，导致便秘。脑卒中大多发病突然，患者常伴有紧张、焦虑、恐慌、抑郁等不良情绪，是引起便秘发生的重要因素。另外，脑卒中患者多需要卧床，或伴有不同程度的瘫痪，需要在床上排便。由于排便环境不适宜，排便姿势不习惯，患者往往会出现焦虑、恐慌等情绪，诱发或加重便秘。

5.排便习惯改变

正常人采用蹲式或坐式排便，利用重力及腹内压排便。而卧床患者只能在床上使用便盆排便，排便方式的改变会使患者不适应，从而有意识地抑制排便，发生便秘。此外，脑出血患者因为害怕努挣大便会引起再次出血，故减少进食，或长期服用泻药，致使肠蠕动减弱，降低直肠压力感受器的敏感性，造成排便反射减弱或消失，从而进一步加重便秘。

6.缺乏锻炼

脑卒中患者有的由于昏迷、脑出血、肢体功能障碍等，需长期卧床，不能自主活动，活动量减少，肠蠕动减慢，引起便秘。

二、预防与治疗

1.饮食调整

（1）首先向患者及家属讲明饮食与排便、饮食与疾病康复之间的关系，根据病情制定合理的饮食，督促患者及家属积极配合。

（2）增加高纤维素食物的摄入。若患者能耐受固定食物，可给予有营养的高纤维膳食，如糙米、豆类、新鲜蔬菜、水果等，维持成人正常排便的膳食纤维摄取量为每日20g。

（3）摄入充足的水分，水分摄入量不足也是脑卒中患者发病的危险因素。若病情允许，饮水量宜保持在每日1500~3000ml，最好每日清晨饮1杯温开水或蜂蜜水，可发挥良好的润肠通便作用。另外，可摄入适量的梨汁，梨汁中含有山梨醇和乳果糖，可增加粪便的渗透性和酸度。因此，鲜梨汁对卒中后便秘有较好的预防作用。

（4）对于吞咽困难、意识障碍的患者，应根据病情尽早置入胃管给予鼻饲，可将青菜、水果制成汁在饮食中配用，能促进消化功能，增强胃肠蠕动。

2.心理治疗

脑卒中患者多是突然起病，大部分患者有焦虑、抑郁、紧张、恐惧的心理。因此，医护及家人应给予适当的情感支持，缓解其心理压力，向其解释便秘发生的原因及其危害，有针对性的解决其消极因素，鼓励其树立战胜疾病的信心。对在床上排便有顾虑的患者，应向其解释床上排便的必要性，积极给予心理疏导，尽可能满足患者的合理要求，解除其顾虑。

3.排便训练

（1）养成良好的排便习惯：了解患者的排便习惯，指导患者选择适当的排便时间和体位，排便时间最好安排在早晨起床后或早餐后20分钟，在每日相对固定的排便时间内，即使没有便意，也应该去厕所蹲一段时间以促使形成正常排便反射；排便时要注意力集中，不听音乐或看报纸杂志等。对于卧床患者，即使没有便意，也应按时给予便器，做排便动作10~15分钟，以促进正常形成排便反射。如果患者不能适应卧位排便，可略抬高床头15°~30°，亦可取侧卧位。

（2）肠蠕动刺激诱发训练

肛门保健操：清晨起床和晚上睡觉前，先仰卧，双腿伸直，双手交叉放置于脐上，均匀用力地收缩肛门30次，每次收缩持续1秒钟。

腹部按摩：每晚睡前饮水600~800ml，指导患者或家属用手从右腹部顺时针方向环行按摩患者腹部，时间15~20分钟，帮助排便。

4.运动疗法

根据患者具体情况，适当增加运动量，如每日做体操、步行锻炼等，促进直肠供血及肠蠕动。长期卧床但能自主活动者，鼓励其在床上进行自主运动，如做双腿蹬自行车动作等。运动能加快胃肠蠕动，促进粪便排出。昏迷或有肢体偏瘫不能自主活动者，可由护士或家属协助做被动运动，也可做腹式呼吸运动以锻炼腹部肌肉力量。另外，每日可行肛门舒缩运动，即有意收缩肛门和会阴5秒钟，再舒张放松5秒钟，反复10次，以增加肛门外括约肌、耻骨直肠肌和肛提肌的随意收缩能力，以保持排便通畅。

5.按摩疗法

（1）传统腹部按摩法：每日沿升、横、降结肠体表投射部位按摩2~3次，每次按摩时间10~15分钟，手法由轻渐重，促使肠内容物转运。最好在早餐后30分钟进行，也可根据患者的排便习惯，在排便前20分钟进行。

（2）脐周按摩法：患者取仰卧或半卧位，腹部自然放松，操作者用手大小鱼际在患者脐周沿顺时针方向按摩，早晚各1次，每次10~15分钟，也可在便前20分钟或餐后2小时进行。或以脐为中心，两手绕脐，顺时针螺旋式转摩36圈，再逆时针转摩36圈。

（3）穴位按摩：患者取卧位或坐位，用拇指按揉支沟、三阴交、天枢、气海、照海等穴。每穴按揉1分钟，使局部有酸胀感。时间安排在晨间起床后或排便前30分钟，每日1次。还可给予便秘患者耳穴压豆治疗，每日按压3~5次，每次3~5分钟，能有效预防和缓解便秘。

6.肛门用药或协助排便

（1）药物治疗可选用容积性泻药、渗透性泻药和促动力药，避免长期应用刺激性泻药；还可用肥皂水或开塞露行灌肠治疗。

（2）若患者长时间便秘，肛门口粪便较坚硬，即使灌肠也无效，或有的患者比较虚弱，无力自行解便，则需采用人工取便法去除嵌顿的粪便。

7.敷脐法

方1：大黄粉5g，敷脐8~12小时，每日更换1次，疗程为3天。

方2：取芒硝9g，加水溶解，与皂角末1.5g调和敷脐。

方3：取生大黄、芒硝各10g，厚朴、枳实、猪牙皂各6g，冰片3g。共研为细末，每取3~5g，加蜂蜜调成膏状，敷贴于脐部神阙穴，以胶布固定，2~3日换药1次。

8.穴位按摩

通过穴位按摩治疗便秘，患者取平卧位，采用指按法和指揉法，按揉足三里、三阴交、支沟、合谷、天枢、长强，每个穴位按揉1~2分钟。也可在内踝后方、向上四横指处做向心方向按摩，此区为肛门直肠反射区，按揉有助于排便排气。经过按摩后患者便秘症状会得以改善，按摩时间越长，便秘症状改善越佳。

9.耳穴贴压治疗

用5mm×5mm规格的医用胶布将药豆（王不留行籽）准确地粘贴于耳穴

处，给予适度的揉、按、捏、压，使其产生酸、麻、胀、痛等刺激感，以达到治疗便秘的目的。治疗便秘的常用主穴：大肠、便秘点、脾、直肠下段。热秘加耳尖、肾上腺；气秘加肝、交感；冷秘加肾、肾上腺；虚秘加肾、脾、小肠。主穴每次选3个，配穴选2个。以酒精棉球轻擦耳廓消毒，左手手指托持耳廓，右手用镊子夹取割好的方块胶布（中心粘上准备好的药豆），对准穴位贴压其上，轻轻按揉3分钟，以耳部有酸沉麻木或轻微疼痛为度。2~3天后于另一侧耳廓行贴压疗法，本侧贴压胶布轻轻取下，两耳如此交替贴压。

10. 针灸治疗

针灸治疗以通调腑气、润肠通便为治疗原则。热秘、气秘只针不灸，施以泻法；冷秘针灸并用，施以补法；虚秘针灸并用，施以补法。选穴以大肠的背俞穴、募穴、下合穴为主，取天枢、大肠俞、上巨虚、支沟、照海。便秘病位在肠，故天枢与大肠俞同用属俞募配穴，取胃经下合穴上巨虚以"合治内腑"，三穴共用，通调大肠腑气。支沟、照海合用为治疗便秘之经验效穴，支沟调理三焦气机以通腑气，照海养阴以增液行舟。热秘加合谷、曲池以清泻腑热；气秘加中脘、太冲以疏调气机；冷秘加灸神阙、关元以通阳散寒；虚秘加脾俞、气海健运脾气以助通便。

第六节 心肌梗死后便秘的防治

我国急性心肌梗死的发病率逐年增高，且呈现年轻化的趋势。患者因绝对卧床、进食减少、不习惯床上排便等因素导致便秘；抗生素及镇痛药物的使用会抑制、减缓胃肠蠕动，也会形成或加重便秘。排便时怒责用力可致腹内压增加，心肌耗氧量增加，极易诱发急性心力衰竭、恶性心律失常和不稳定型心绞痛等。在用力排便的同时，甚至可能导致周围静脉血栓脱落，进而引发肺栓塞，使右心房的压力增高，舒张期后血流速度下降，增加心肌的无氧代谢，引发或加重心律失常、心力衰竭甚至影响生命。故对心肌梗死患者应尽早防治便秘，有助于病情的康复。

一、病因

1. 绝对卧床因素

绝对卧床休息是心梗急性期必须遵循的作息方式，但同时也是导致便秘的主要原因。由于绝对卧床,导致肠蠕动减慢而发生便秘。

2.排便习惯改变

急性心梗患者早期为减少心脏负荷,要求患者绝对卧床休息,大多数患者不习惯卧床排便。另外,如遇住院,排便环境改变,在陌生环境下排便会使患者因情绪不良而使排便反射受到抑制,导致排便困难,发生便秘。

3.膳食结构变化

心梗患者进食减少,膳食结构发生变化,饮食结构过于精细,缺乏膳食纤维,造成食物残渣不足,影响肠道蠕动而发生便秘。

4.药物因素

治疗冠心病和心梗的药物如钙离子拮抗剂、吗啡、哌替啶等,会抑制和减弱胃肠蠕动,导致排便困难,发生便秘。

5.水、电解质失衡

心梗患者常伴有大量出汗、呕吐或发热,有时治疗不当也易发生水、电解质平衡失调,水分补充不够,易导致粪便干结。

6.排便动力不足

急性心肌梗死患者因心肌缺血、缺氧及坏死,心功能减退,心排血量减少,可使膈肌、腹肌、肛门括约肌收缩力减弱,腹压降低,而使排便动力不足,导致粪便排不干净,粪块残留,发生便秘。另外,急性心肌梗死多发生于老年人,老年人由于消化功能减弱、肠蠕动减慢、平滑肌张力降低,容易形成便秘。

7.心理因素

强烈的胸痛和对疾病的恐惧可使心梗患者出现焦虑、抑郁等心理障碍。这些不良情绪亦是导致便秘的重要因素。

8.神经递质的作用

急性心肌梗死可使氧化亚氮、血管活性肠肽、5-HT等抑制性神经递质分泌增加,使肠蠕动减弱,导致便秘。

二、预防与治疗

1.一般防治

(1)心理治疗:要针对急性心梗患者的心理特点,做好心理疏导,解除患者恐惧、紧张、焦虑的情绪,有助于防治便秘。

（2）饮食指导：急性心梗患者宜进食低盐、低脂、低胆固醇，清淡易消化的食物，保证热能，少食多餐，避免过饱。应适当进食富含高纤维素和维生素的食物，如粗粮、水果、蔬菜等，此类食物可增加肠腔内容物，促进肠蠕动，以利于排便。要慎饮牛奶，以免患者出现腹胀、便秘或腹泻；避免食用辣椒、咖啡、酒精等刺激性食物。

保证液体摄入量，患者每日清晨可饮温水或蜂蜜水200~400ml，24小时液体总入量在2000ml左右，心衰患者慎用利尿药，以免水分大量丢失，导致便秘加重。如果患者必须应用利尿药，应补充适量水分，以饮用果汁、蔬菜汁为佳，进食含纤维素的饮料，可促进肠蠕动，纠正肠道失水。疼痛患者应慎用吗啡、盐酸哌替啶等镇痛药，以防抑制或减弱胃肠蠕动。

（3）排便训练：对必须卧床休息的患者应训练定期在床上排便的习惯，防治用力过度或屏气，对无并发症的患者，能下床活动的尽量下床活动，不能下床的患者也应尽可能在床上进行适量的活动。在病情允许的情况下，每天沿升、横、降结肠体表投射部位按摩50次，能起到刺激肠蠕动，促进排便的作用。

若病情允许，可指导患者锻炼腹部及盆底肌肉，护理人员要耐心向患者说明在床上排便的重要性，取得患者的配合。排便时取合适的体位和姿势，发挥重力作用，如在床上用便盆时可将床头抬高成高斜坡卧位，有助于排便，患者在床上排便时需用屏风遮挡，减少患者顾虑。嘱患者排便时情绪放松，张口哈气以减轻腹压，勿屏气和用力排便，并做好床旁监护，排便时严密观察病情变化，以免发生意外。

（4）早期活动：心梗早期患者需卧床休息，但无并发症的患者则主张早期后的活动，这是预防便秘，保证大便通畅的必要措施。患者可在医护人员的严密监护下早期在床边坐便排便。若无并发症，24小时后在床上进行肢体活动，如提肛收腹运动、缩肛运动、腹式呼吸运动、做双腿蹬自行车动作、坐起、进食、洗漱等，注意动作要缓慢。第3天可在床边活动，之后逐渐增加活动量，以运动后心率增加不超过静息时心率的30%为佳，并严密观察患者，防止意外。

2.对症治疗

缓泻药常用于心梗患者便秘的防治。渗透性泻药较常使用，如聚乙二醇、乳果糖等，还可使用开塞露等润滑性泻药。若上述治疗均不见效，亦可采用灌肠治疗。

3.神阙穴位贴敷

方1：大黄粉5克，敷脐8~12小时，每日更换1次，疗程为3天。

方2：取芒硝9克，加水溶解，与皂角末1.5克调和敷脐，每日更换1次，疗程为3天。

方3：取生大黄、芒硝各10克，厚朴、枳实、猪牙皂各6克，冰片3克。共研为细末，每取3~5克，加蜂蜜调成膏状，敷贴于脐部神阙穴，胶布固定，2~3日换药1次。

4.穴位按摩

取主穴天枢，配穴足三里、大横、关元、胃俞、大肠俞。以按法、揉法、摩法按揉穴位。

5.中药保留灌肠

用大黄15克，厚朴12克，玄参15克，桃仁15克，甘草6克，玄明粉（后下）10克，以水煎取药液，行保留灌肠，对防治急性心肌梗死后便秘有较好疗效。

6.针刺

选穴以大肠的背俞穴、募穴、下合穴为主，取天枢、大肠俞、上巨虚、支沟、照海。留针30分钟，每日治疗1次，对治疗急性心肌梗死后便秘有较好疗效。

7.耳穴压豆

耳穴为耳部与脏腑关联的反应点，将王不留行籽在耳穴处进行贴压并给予适当按揉，产生酸、麻、胀、痛的刺激反应，以调整经脉，传导感应，治疗疾病。取穴：心、小肠、直肠、便秘点、皮质下。通过每日按压调节自主神经功能，以润肠通便。

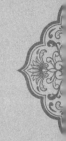

第八章
便秘的日常管理和护理

便秘病小而危害大，给患者的精神和生活都带来很大的困扰，所以预防便秘显得尤为重要。可通过调整生活方式、科学饮食、体育锻炼等有效的方法预防便秘，下文将详细介绍。

一、生活方式调整

便秘与不良的生活方式息息相关，生活方式的调整是预防便秘的基础，包括养成规律的生活习惯，定时排便；戒烟酒，避免滥用泻药；有便意时需及时排便，避免抑制排便；均衡饮食、适量增加膳食纤维、多饮水等。

1.养成良好的排便习惯

预防便秘首先需养成良好的排便习惯，每日定时排便，即使没有便意，亦要按时去卫生间蹲坐10~15分钟，以形成条件反射，建立良好的排便规律。

一般晨起及餐后，结肠的动作电位活动及收缩增强，将粪便向结肠远端推进，故尽可能调整在每日早餐后排便。一旦有便意应及时如厕，不应克制和忍耐。排便的环境尽量安静、方便，以免抑制便意、破坏排便习惯。若人为增加排便时间，会使直肠内压力持续偏高，敏感性不断下降而引发便秘，因此排便时间不宜过长，建议排便时间以5分钟为宜，最好不要超过8分钟。

2.积极心态、规律作息

心理学家研究发现，便秘的发生常与心理障碍、情绪、精神活动等心理因素有密切关系。便秘患者常伴有不同程度的抑郁、焦虑、强迫观念及行为，惊恐、紧张、忧愁等也会使便意消失，引起便秘或加重病情。不良心理因素会通过外周自主神经抑制结肠、直肠、盆底肌肉的活动，使肠道蠕动减弱而引起便秘。所以，便秘患者应当调整情绪，保持乐观心态。同时，改善生活习惯，合理安排作息时间，注意劳逸结合，避免熬夜，戒烟酒，积极参加适合自己的文娱活动。可学习一定的生理健康常识，使便秘症状逐渐缓解，有效提高生活质量。

3.坚持运动

运动可促进肠蠕动、改善肠道血液循环、增进食欲，有利于排便，要有意识的多做增强腹部肌肉和骨盆肌肉张力的运动，尤其是针对腹肌的锻炼，还可用排便动作锻炼肛提肌。日常可选择的运动有健身操、太极拳、八段锦、慢跑或快走，还有转腰、下蹲等动作，运动量和运动频率因人而异。

（1）医疗体操：主要增强腹肌及骨盆力量。腹肌有力地进行收缩，使腹内压增加，有利于排便。练习方法：站位可做原地高抬腿步行、深蹲起立、腹背运动、踢腿运动和转体运动，每节做两个8拍，逐渐增至4个8拍。仰卧位时，可轮流抬起一条腿或同时抬起双腿，抬高到40°，稍停后再放下；或两腿轮流屈伸模仿踩踏自行车；或举双腿由内向外划圆圈以及仰卧起坐等。

（2）快步行走和慢跑：快步行走和慢跑可促进分泌消化液、改善食欲，增强肠道动力，促进肠道蠕动，有助于改善便秘。

（3）提肛运动：提肛运动是预防和治疗肛门疾病，促进肛门手术后患者伤口和肛门功能恢复的常用锻炼方法，对患有肛门疾病患者的便秘预防亦有较好作用。在做提肛运动的过程中，肌肉的间接性收缩起到"泵"的作用，能改善盆腔血液循环，缓解肛门括约肌痉挛，增强其收缩能力。

4.物理按摩

腹部按摩、腹部及腰骶部热敷等物理治疗方法可促进肠蠕动，预防便秘。

腹部按摩：患者取仰卧位，两手掌相叠，以脐为中心，在中腹、下腹部做顺时针按摩，以腹内有热感为宜；食指或中指点揉中脘、天枢、气海，每穴2~3分钟，用后掌根从上到下推擦腹直肌，推擦至腹内有热感。再取俯卧位，施术者用小鱼际由上到下推擦腰部和骶部，至局部潮红或有热感。

二、科学饮食

预防便秘应该从饮食开始，粪便主要由食物消化后的残渣构成，所以通过饮食调节防治便秘是最简单易行的方法。

1.高纤维饮食

膳食纤维本身不被人体吸收，进入肠道后，能吸附肠腔内的水分从而增加粪便容量，可使粪便体积增大，含水量增多，刺激结肠，增强动力，并刺激肠蠕动，加快肠道内食糜的排空，缩短有毒物质在肠道内的滞留时间，促使胆汁酸排泄，并使粪便保持酸性，从而预防和治疗便秘。正常人需要90~100mg/（kg·d）的纤维素来维持正常排便。

含丰富膳食纤维的食物，常见的有谷类，如麦麸、玉米、荞麦、高粱、黑米等；薯类，如马铃薯、白薯；豆类，如黄豆黑豆。无论谷类、薯类还是豆类，一般来说，加工的越精细，纤维素含量越少。根茎类蔬菜的膳食纤维含量最高，还有韭菜、菠菜等，紫菜的纤维素含量也较高。水果中纤维素含量较高的有桑椹干、樱桃、苹果等。含丰富果胶的水果如橘子、芒果、香蕉等也可促进排便，注意未成熟的水果因含有鞣酸反而会加重便秘，食用时需慎重。

2.补充水分

成年人每日通过皮肤蒸发会失去约600ml的水分，加上尿液、大便中的水分、肺部呼出的水汽，人体一天水分排出量约在2500ml。只有饮用足量的水分，才能使粪便不至于干结难以排出。

每日晨起空腹饮用300~500ml的蜂蜜水或加少量食盐的温开水300ml，有助于预防便秘。在夏季应充分补充体内水分，尤其在食用高纤维食物时，更应注意保证饮水量。若身体状况允许，每日饮水量可在1500ml以上，加上饮食中的水分，每天水分摄入量不少于2200ml。多饮水，使肠道保持足够的水分，有利于粪便排出。但患有心脏病、心力衰竭的患者需在医生的指导下控制饮水量。

3.补充足量维生素B族

维生素B族包括维生素B_1、维生素B_2、维生素B_{12}、烟酸、泛酸、叶酸等，是维持人体正常功能与代谢活动不可或缺的水溶性维生素，人体无法自行合成，必须额外补充。维生素B族可促进消化液分泌，维持和促进肠道蠕动，有利于排便。

维生素B族广泛存在于米糠、麸皮、酵母、动物肝脏、粗粮、蔬菜等食物中。多食富含维生素B族的食物，有利于预防便秘。应尽量食用天然、未经加工的富含维生素B族的食物，如粗粮、豆类、洋葱头、萝卜、红薯、马铃薯等，以增强肠道的张力，促进肠道的蠕动。叶酸存在于深绿叶蔬菜中，如羽衣甘蓝、甜菜、茴香、茼蒿、菠菜、卷心菜等。

4.多食用产气食物

多食产气食物可促进胃肠蠕动，利于排便。如食用红薯后，因其含气化酶和植物纤维，可在肠道内产生气体，而植物纤维不容易被消化，易被细菌酵解，产生二氧化碳、氢气以及硫化氢等气体，促进肠道运动。易产气的食物有萝卜、洋葱、卷心菜、豆类、红薯、韭菜、生葱、生蒜、芹菜等。除此之外，我们常食用的米、面也是易产气的食物，苹果、葡萄、香蕉、瓜类、柚子等均为易产气的水果。食用上述食物，均有预防便秘的作用。

5.增加脂肪供给

适当增加高脂食物的摄入，因脂肪能直接润滑肠道，且其分解的产物脂肪酸有刺激肠道蠕动的作用，从而预防便秘。在烹调菜品时加入适量的植物油，如香油、豆油、菜籽油、花生油等，或食用含有油脂较多的坚果，如核桃、开心果、松子等，均可起到预防和治疗便秘的作用。

三、便秘外治疗法

1.手脚按摩法

足底的涌泉穴是调整自主神经，加速新陈代谢的刺激点。在脚掌的脚跟区域有上行结肠、下行结肠、肛门的足底反射区。可分别用手指指腹推按这些反射区，能一定程度上促进肠道蠕动，缓解便秘。

2.腹部按摩

腹部按摩主要用于肠蠕动减慢的患者，通过腹部按摩刺激加快肠蠕动，从而缓解便秘。一般选择屈膝仰卧位，腹部肌肉放松，手掌以肚脐为中心，逆时针或者顺时针按摩腹部，沿着升结肠、横结肠和降结肠走行，从轻渐重进行推按。可有效促进胃肠蠕动，加速排便。

3.穴位按摩

（1）腹部穴位：能够治疗便秘的腹部常用穴位有：天枢、大横、中脘。天枢于肚脐水平旁开2寸，大横位于肚脐水平旁开4寸，与天枢在同一水平线上，中脘位于肚脐正中直上4寸。取仰卧位，身心放松，用拇指或食中二指适当用力按揉穴位，要求力度均匀、柔和、有力、深透。

（2）远端穴位：支沟位于手背腕横纹正中直上3寸，尺、桡骨之间的凹陷中。照海位于足内侧，内踝尖下方凹陷处。支沟、照海合用为治疗便秘之经验效穴，支沟调理三焦气机以通腑气，照海养阴以增液行舟。合谷在手背第1、2

掌骨之间，第2掌骨桡侧中点处。合谷具有很好的行气止痛作用，能有效缓解便秘引起的腹胀、腹痛等症。足三里位于小腿外侧，外膝眼下3寸，是强壮身心的要穴，有调理脾胃、补益中气、扶正祛邪的作用。用拇指指腹或指节向下按压以上穴位，每穴按揉3~5分钟，以局部有酸胀感为佳。

4.穴位拔罐

拔罐疗法是以竹罐或玻璃罐为工具，利用燃烧、挤压等方式排出罐内空气，形成负压使罐吸附于体表特定部位，利用负压刺激使被拔部位皮肤充血、瘀血，以达到防治疾病的目的。取穴：神阙、天枢、上巨虚、大肠俞。留罐10分钟，每3日治疗1次。

5.刮痧

刮痧顺序：循背部肾俞至大肠俞、小肠俞连线区域，及腹部天枢至气海连线区域，下肢外侧足三里至下巨虚连线区域，以刮痧板依次刮试，以皮肤表面出现潮红为度。

参考文献

［1］熊理守，王艺霖，陈旻湖.慢性便秘的定义和流行病学［J］. 临床消化病杂志，2013，25（04）：230-235.

［2］向国春，龙庆林，刘利，等.重庆市人群便秘患病率流行病学研究［J］. 重庆医学，2004，33（10）：1541.

［3］阚志超，姚宏昌，龙治平，等.天津市成年人慢性便秘调查及相关因素分析［J］. 中华消化杂志，2004，1（10）：39.

［4］于普林，李增金，郑宏.老年人便秘流行病学特点的初步分析［J］. 中华老年医学杂志，2001，20（02）：132-134.

［5］叶飞，王巧民.慢性便秘的流行病学研究进展［J］. 中国临床保健杂志，2010，13（06）：665-557.

［6］熊理守，陈曼湖，陈惠新，等.广东省社区人群慢性便秘的流行病学研究［J］. 中华消化杂志，2004，20（06）：488-491.

［7］丘雅维，胡丙成.穴位埋线治疗便秘的临床选穴规律研究［J］. 中国中医药科技，2019，26（02）：315-317.

［8］成海燕，何玲，王仙凤.穴位注射治疗气阴两虚型功能性便秘30例［J］. 针灸临床杂志，2015，31（08）：19-21.

［9］戴敏.中药穴位贴敷联合耳穴压豆治疗老年性便秘30例［J］. 中国中医药科技，2020，27（01）：117-119.

［10］佟瑶，刘磊.穴位按摩联合耳穴压豆干预慢传输型便秘的临床效果观察［J］. 中医外治杂志，2019，28（02）：24-26.

［11］陈锦波，郑金利.耳穴压豆联合温针灸治疗中风后气虚便秘临床观察［J］. 实用中医药杂志，2018，34（12）：1516-1517.

［12］冯群虎，冯桂成，吴定奇，等.中药穴位贴敷结合耳穴压豆对功能性便秘患者生活质量的影响［J］. 中国肛肠病杂志，2018，38（07）：56-58.

［13］李志远.四磨汤口服液联合耳穴压豆治疗IBS-C（肝郁气滞证）的临床研究［D］. 贵阳中医学院，2018.

［14］徐艳萍.耳穴埋豆联合复方大黄通便贴穴位贴敷治疗老年便秘41例［J］.中国中医药科技，2020，27（06）：977-978.

［15］李月丽，殷蕾，邹烈寰.麻子仁丸加减联合生大黄粉穴位贴敷治疗功能性便秘的疗效分析［J］.中外医疗，2020，39（30）：161-163.

［16］袁志萍，褚铃.艾灸联合穴位贴敷对老年气虚型便秘护理观察［J］.山西中医，2020，36（09）：61-62.

［17］张勤良.眼针治疗结肠慢传输型便秘的应用研究［J］.中西医结合心血管病电子杂志，2016，4（32）：191.

［18］李嗣祺.眼针治疗中风后便秘60例临床观察［D］.辽宁中医药大学，2016.

［19］程丹.眼针治疗结肠慢传输型便秘的临床应用及研究［J］.世界中医药，2016，11（01）：86-90.

［20］郗欧.眼针治疗气虚血瘀型中风后便秘临床观察［D］.辽宁中医药大学，2011.

［21］罗莎，林寿宁，陈春华.疏香灸法治疗便秘型肠易激综合征肝郁气滞型40例［J］.陕西中医，2013，34（05）：582-584.

［22］高坤，李坤，韩媛媛，等.隔药灸脐法对功能性便秘患者周排便次数影响的临床研究［J］.针灸临床杂志，2016，32（09）：61-63.

［23］张智龙，吉学群，赵淑华，等.电针支沟穴治疗便秘之气秘多中心随机对照研究［J］.中国针灸，2007，27（07）：475-478.

［24］孙明明.针灸对不同类型功能性便秘的治疗研究［D］.南京中医药大学，2007.

［25］金洵.针刺治疗慢性功能性便秘优势类型的临床研究［D］.南京中医药大学，2008.

［26］刘静，周炜，吕晖，等.基于电针治疗严重功能性便秘有效性的经络变动规律探析［J］.中国针灸，2015，35（08）：785-790.

［27］赵明文.电针治疗严重功能性便秘临床疗效和便秘与情志相关性研究［D］.北京中医药大学，2015.

［28］笪妮丽.针刺治疗功能性便秘的疗效与心理状态相关性的临床研究［D］.南京中医药大学，2014.

［29］王丽雯.针药结合改善慢性功能性便秘患者心理状态及生活质量的临

床研究［D］. 南京中医药大学，2012.

　　［30］徐天舒. 针灸治疗慢性功能性便秘疗效及安全性的临床观察［J］. 云南中医学院学报，2008，31（03）：40–41，56.

　　［31］刘静，周炜，吕晖，等. 电针治疗严重功能性便秘有效性和安全性随机对照试验研究［J］. 浙江中医药大学学报，2015，39（10）：759–761.

　　［32］罗容. 电针大肠下合穴上巨虚对功能便秘患者r–fMRI脑功能连接即刻效应的影响［D］. 湖南中医药大学，2013.

　　［33］邹洋洋. 针刺中下髎治疗出口梗阻型便秘的临床疗效观察［D］. 南京中医药大学，2016.